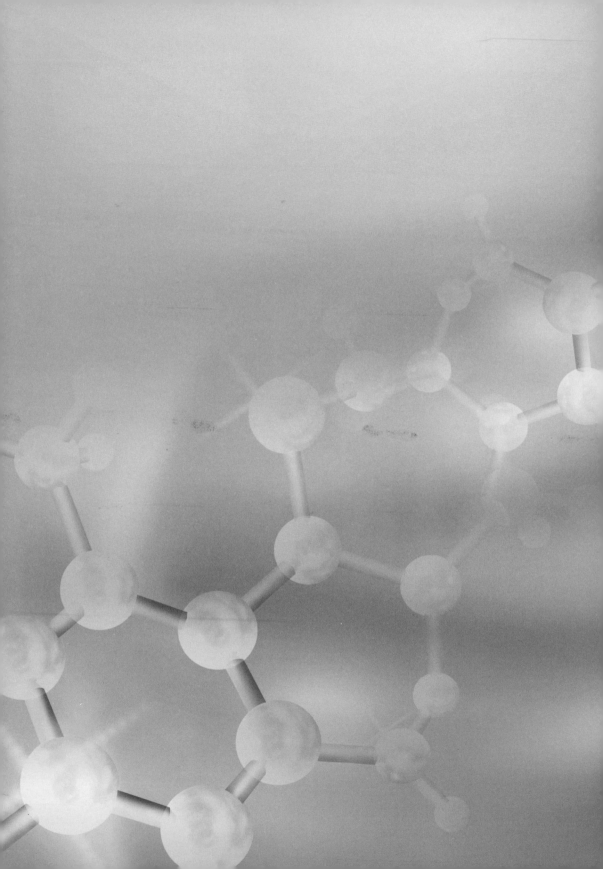

牛樟芝

的神奇療效

（改版）

保肝抗癌的台灣森林奇蹟

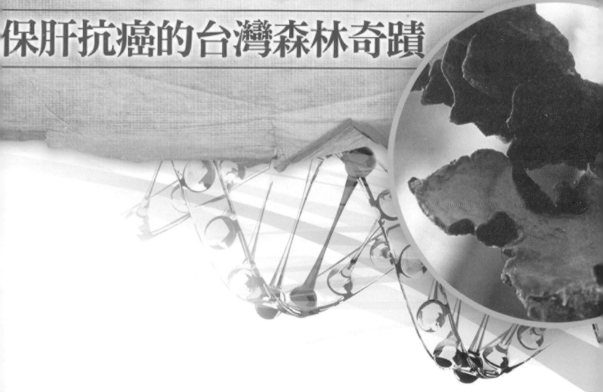

台灣牛樟芝權威

張東柱 博士
CAC101研發團隊 ◆著

營養師 **謝佩珊** ◆文字整理

〈推薦序〉
生技界的台灣之光

前立法院院長　　王金平

　　台灣的生技健康產業在政府的積極鼓勵與推動下，學術界的研究學者也竭盡己力，將所學、所知與企業界進行知識交流、技術移轉與產學合作，為台灣的生技健康產業發展帶來一道曙光！除了產、官、學各界都積極投入於生技健康產業的開創外，台灣這塊富饒的土地更提供了豐富的資源，讓台灣的生技健康產業得以在國際舞台上綻放光芒。而這當中最具特色的就是「牛樟芝」。

　　牛樟芝是台灣特有的植物真菌，生長在台灣山區海拔 450～1,500公尺間本土老齡的牛樟樹幹腐朽的心材內壁、或枯死倒伏的牛樟樹外材陰暗潮濕表面，為一種木材腐朽真菌。民間普遍認為牛樟芝對肝臟功能的預防與活化有一定程度的助益，近幾年學術界與產業界也有諸多的研究報告，證明民間傳說確實不假。牛樟芝除了保肝功能外、對於癌細胞的抑制、免疫能力的提高，也都有獨特的功效，因而日本、中國乃至美國學者也紛紛加入，對牛樟芝進行研究，並將成果發表於國際專業期

刊。由此可見，台灣特有的牛樟芝將可以代表台灣躍上國際生技舞台，創造出「生技界的台灣之光」。

　　牛樟芝的國際學名命名人張東柱博士，幾乎走遍台灣大小山頭、遍尋研究原生牛樟芝的生態現象與特徵，現將其多年對牛樟芝研究的完整心得，在這本書中正確且清楚的解說。張博士認為牛樟芝是台灣足以傲視國際的生技商品，因此應該給予正確的標示與認定，才不至於被錯用、誤用甚至濫用。

　　張博士的研究顯示，牛樟芝「菌絲體」所含的成分，在「子實體」中都有；而在子實體部分更擁有四種獨特的成分，張博士稱之為：樟菇酸 A、B、C、K。這個看似簡單、不起眼的四個成分鑑定，對牛樟芝在消費者心目中的地位及標準規格是極關鍵的。牛樟芝的寄主牛樟樹，已被國家列為保育類植物，野生的牛樟芝幾乎無法合法取得。對照於人工培育的牛樟芝，什麼才是真正的牛樟芝？有了標準特有成分的界定，才足以使牛樟芝確保其在國際間的正品地位。

　　各型肝炎、肝硬化、肝癌等肝臟功能的相關疾病不僅好發於台灣，甚至包括日本、中國、泰國等東南亞國家，也都屬於肝機能異常的高發地區；而且，肝臟又是一個「沉默的器官」，發現異常時，往往都已經來不及治療。如果牛樟芝真能在早期發揮保護肝臟受損的功能，又能在後期成為有效的治療藥物，這將使台灣特有的牛樟芝為人類健康福祉做出最有價值的貢獻！

　　金平一直致力於台灣生技醫療與健康產業的推動，在此對張東柱博士的研究精神與心血十分感佩，也對牛樟芝健康醫療功效的研究深具信心。金平期待所有的生技研究者將研究精華加以發表應用，如此，不僅能讓我們全體國民與所有人類的健康水準不斷的提高，更能為台灣生技健康產業的發展注入新的生命，創造新的契機。

〈推薦序〉
原住民的仙丹

中央研究院院士 陳建仁

　　在大學時，我曾擔任臺大登山社的社長，寒暑假都會與同學組隊去爬台灣的大山。當時我們常聘請原住民嚮導協助背食物與裝備，所以有機會聽到原住民的一些「神話」。原住民在慶典期間，時常徹夜飲酒、跳舞、祭拜祖靈，但同時他們會口含一片到深山採擷的仙丹，據說這樣第二天不但不會宿醉，而且精神百倍。只是他們不肯將仙丹輕易示人，因此我始終無緣看到仙丹的真面目，後來才知道他們所謂的仙丹就是牛樟芝。

　　80 年代後期，台灣經濟突飛猛進，人民生活水準大幅提升，也掀起一股養生保健的風潮。很多人循著原住民的足跡深入深山找尋牛樟芝的芳蹤，甚至盜伐牛樟樹以採擷牛樟芝，以致於牛樟樹瀕臨滅絕的危機。政府為了保護台灣特有的國寶樹種，遂將其列為國家保育類植物，全面禁止採伐，但人們追求牛樟芝的決心與行動並未因之而稍歇。

　　近十年來，台灣精緻農業與生醫科技的研發，已足與世界先進國家

並駕齊驅。我在擔任國科會主委的期間，有機會接觸到牛樟芝培植研究的案例，當年便一直期待台灣的研發團隊能夠早日培育出獨步全球的牛樟芝，來促進人類的健康。

由於牛樟芝是在台灣特有的牛樟樹才能長出的菇菌類，因此在傳統中醫藥的書籍中並沒有詳細的記載，甚至不知道牛樟芝與靈芝的異同。經張東柱博士精心研究發現牛樟芝的特有成分與靈芝確實不同，並提出牛樟芝的國際學名，其命名並獲得認可，值得吾人讚許。

科捷生技公司運用研發技術，使用非牛樟樹的培養基底，成功培養出含有原生子實體一致成分的培養牛樟芝。科捷公司稱此培養技術為「三可一不會」的創新培養法，本人對「一不會」——不破壞大自然——特表認同。我們不能因為追求牛樟芝，而破壞大自然中牛樟樹的生態。

現在市面上已有許多牛樟芝的產品，但是仍然缺乏牛樟芝的國家鑑定標準，而國際標準亦付之闕如，無法落實對消費者的明確保護。近聞外國有意介入訂定國際標準，本人期期以為不宜。牛樟芝是台灣特有的菇菌類，理應由國人自行研發與訂定相關成分的國際標準，才能凸顯牛樟芝的稀有性。我們樂見科捷生技公司投入研究牛樟芝的創新培養技術、深入探究其功效，並廣泛蒐集牛樟芝研究成果報告，編印成冊以推廣牛樟芝的正確資訊，促成產官學研更努力投入牛樟芝的研發。我也肯定張東柱博士為牛樟芝的特有成分，訂定國際標準所作的努力與貢獻。期望牛樟芝能早日在國際上能發揚光大，造福人類的健康。

〈推薦序〉
肝病的新契機

經濟部生物技術與
醫藥工業發展推動小組主任　　陳陸祥

　　「牛樟芝」是一種生長在台灣特有植物——牛樟樹的真菌類微生物，也是屬於台灣一種特有微生物資源。據歷史文獻記載，兩三百年來牛樟芝早已被台灣原住民當成傳統民俗用藥使用。近年來，牛樟芝也成為國內產學研界爭相研究的本土生物材料之一。

　　依「財團法人生物技術開發中心」最近調查結果顯示，迄今國內產學研機構已經發表超過一百九十篇研究論文。這些論文分別針對牛樟芝菌學分類、主要化學成分分析鑑定、生物安全性、功效性及藥效試驗等，進行有組織、有系統的研究。初步的研究成果，似乎也證實牛樟芝對一些難以治療的疾病，如發炎、病毒感染、肝腫瘤等具有特殊的功效。其中牛樟芝的極苦特性，也印證了古語「良藥苦口利於病」的說法。

　　由於個人過去曾對微生物的植物木質素分解進行多年的研究，因此有機會接觸到俗稱為台灣紅寶石的「牛樟芝」，也從而認識服務於行

政院農業委員會林業試驗所的張東柱博士。據個人所悉，張博士對牛樟芝已深入研究多年，研究的範圍相當廣泛，包括牛樟芝的真菌學分類研究、菌學命名、培養技術到主要指標性化學成分分析與鑑定等，且都已有相當優異的具體研究成果，包括對牛樟芝正確的菌學命名（*Antrodia cinnamomea*）等。

　　很高興從「科捷生物科技股份有限公司」的李董事長柏蒼兄獲悉，張東柱博士多年的研究成果即將編輯成書並發表，故特別為序之。除期待能對一般社會大眾提供牛樟芝正確與重要的知識與資訊外，也期盼未來在張東柱博士的領導與積極參與下，台灣牛樟芝產業聯盟能順利推動成立；並且能結合國內產學研機構資源，依照國內外相關法規規定，將牛樟芝從傳統食品材料進一步開發成為健康食品，甚至於植物新藥。相信未來牛樟芝產品的成功開發，不僅能對全世界人類健康福祉帶來新的希望，也能夠替台灣生技產業帶來鉅大的市場商機！

〈推薦序〉
認識「牛樟芝」真好

中醫師　曾戎威

　　對李董承諾了一年多，要推薦牛樟芝一書，但是遲遲未能開始動筆；直到最近一次回台，應李董邀約赴公司參觀，並聽取了簡報，對牛樟芝有了更深層的了解，原來牛樟芝對肝臟有很大的助益，身為專業醫師的我，應該趕快幫忙推廣。在此之前我也曾搜尋過一些資料，《中藥大辭典》有樟樹、樟皮的詳細介紹，但並無牛樟芝；原來是台灣特有的國寶產物，難怪未被收集入中藥大辭典內，就像很多有效的民間青草藥一樣。

　　為了承諾，我只好再度以神農氏嚐百草的精神開始服用 CAC101 牛樟芝；為什麼說再度，話說八、九年前，當時我年輕，仗著身體好，對於市面上各類中藥、健康產品，或任何養生經驗的報導，只要我認為可行的，就會親自嘗試看看，想藉以豐富我的醫學和養生學識。直到發生一件事之後，我再也不敢輕易當「神農氏」了。

　　八年前，非常熱門的美國醫學研究報告：「大量生鮮蔬果可以防

癌，增強抵抗力，促進健康。」此一論述，再經過媒體大肆的報導，彷彿就像仙丹良藥一樣，紅透整個美國！當時不分國籍、人種，幾乎每天都有人問：

「將黃瓜、生菜、芹菜、胡蘿蔔、紅甜菜等，加上各種水果打成泥，一早起來喝一杯，是不是很好？」

「是啊，當然好！各種維生素、礦物質完全沒有被破壞，喝進肚子全吸收了！」

我抱著研究的精神，開始每天清晨一杯，有時下午也再來一杯，剛開始感覺滿好。差不多四個月後，身體開始覺得不對勁，但又沒有明顯的不舒適；到了那年冬天，向來手腳和全身都熱呼呼的我，竟變得手腳冰冷；往年從不用穿衛生衣褲的我，也開始需要穿了。這才讓我覺醒過去半年來，每天一兩杯所謂的「精力湯」，完全改變了我的體質。

此後的幾年，為了調回我原本的體質，我付出相當的代價，卻也體會到《黃帝內經》「陰陽應向大論篇」中的一句話：「陰陽者，天地之道也，萬物之綱紀，變化之父母，生殺之本始，神明之府也。」陰陽是宇宙的規律，是一切事物的綱紀，萬物變化的起源，生長毀滅的根本，有很大的道理在於其中。就體質而言，陰陽就是寒熱；要健康、長壽，就一定要有基本好的體質，也就是所謂的陰陽平衡，不寒不熱的體質。

幾十年來我觀察所謂養肝、清肝、保肝的成藥、健康食品或偏方，幾乎都是偏於陰寒，長期服用必有傷身之虞。在臨床上我碰到太多例

子，為了顧肝，卻適得其反的把體質給弄壞；體質不對，陰陽不平衡，肝會好嗎？希望大家一定要有個概念，養生有大原則，但沒有一定的規律；規律完全是根據自身體質，量身訂做出來的。

我親身體驗到牛樟芝，不但一點都不寒，而且還有一點點偏陽性，我真有如獲至寶的感覺！長期服用牛樟芝不會有傷害體質之虞，腸胃消化功能也變好了。腸胃系統是後天之本，有好的腸胃及排便功能，才會有健康長壽的身體。除此之外，腸胃系統更是肝臟出狀況時的警報系統；東漢時期著名醫學家張仲景所著的《傷寒雜病論》：「見肝之病，知肝傳脾，必先實脾。」此句聖言可說是所有中醫師治療肝病的座右銘，只要是見到關於肝的疾病，應當知曉肝病必會傳脾胃消化系統，所以要先調補脾胃，以防止肝病惡化時影響脾胃；後天之本沒了，肝病自然就惡化更快。一位重病病人到了後期是不是胃口盡失？就是這個道理。

寫到這裡，我又想到現代人的一個悲哀：我們人體與生俱來就有一套非常精密的防衛警報系統，身體的任何病變一定會有一些警告性的症狀產生，可是為什麼很多肝病病人，自述平時都沒什麼症狀，一但發現有肝癌、肝硬化或肝腫瘤時，常常已經是末期了。其實這些病患一開始一定會有腸胃功能減弱、消化不良、胃口變差，甚至各種的胃病發生；並且容易疲累等等的症狀產生。只是現代人的飲食，被種種的添加物及調味料刺激了腸胃和味蕾，蒙蔽了與生俱來的功能；早晨起不來，因為肝已經太累了，可是一旦開始全心賣命的工作、熬夜、還有各式各樣擋

不住的刺激等等，就又忘了肝很累；等到次日早上起床時又感覺好累、起不來，一日復一日，到了實在撐不住時，檢查出來的能不是末期嗎？所以以中醫的角度來看牛樟芝：能夠調理腸胃消化功能，就已經是有保肝的作用了。

我的幾個 B 型和 C 型肝炎的患者，服用牛樟芝幾天後，都即刻感覺胃口改善，精神變好，而且從氣色和脈象上看，也確實有所改變，還有人感覺排便竟然不像以前的臭穢；這令我感覺興奮不已，證明牛樟芝確實是對肝臟有起到一些作用。可惜由於時間上的緊迫，如果能夠等待我的病人服用後的驗血及超音波的報告，那就更為完美了。即使這樣，我還是要說：牛樟芝，認識你真好，擁有你更好，你真不愧為台灣之寶。

（本文作者為美國東國皇家醫科大學中醫碩士、美國環球大學東方醫學博士，目前在美國執業。）

〈作者序〉
我與牛樟芝的機緣

農業委員會林業試驗所研究員　張東柱

　　與牛樟芝結緣並不是偶然，而是緣於兩個機緣；一是工作需要必然機緣，因服務於農委會林業試驗所，從事森林病理研究工作，牛樟芝是一種牛樟樹的木材腐朽菌，它會引起牛樟木材腐朽，導致樹木腐朽中空，進而牛樟樹容易因外力倒伏。另一個重要機緣是，牛樟芝在民間傳說具有神奇的療效，但牛樟芝僅生長於稀有樹種牛樟樹上，稀少不易獲得，其稀有性與高價值，便衍生出一些林政問題，如濫伐牛樟樹及盜採牛樟芝。

　　牛樟芝產量的短缺是造成森林濫伐／採的主因，如以市場供需問題來看待上述問題，只要提供市場足夠的牛樟芝，則森林的盜伐／採就會減少或消失，但天然的牛樟樹是有限的；如果要生產大量的牛樟芝，又須避開牛樟樹材料，在這個前提下，我開始利用非牛樟樹為基質研究牛樟芝的出菇。但一般傳說必須生長在牛樟樹上的牛樟芝才有療效，因此生長在非牛樟基質的牛樟芝就需具有野生的成分，才具有取代性，於是

我開始研究生長在不同培養基上牛樟芝成分。研究發現牛樟芝菌絲體與子實體的成分有明顯的不同。以三萜類而言，菌絲體會產生一些廣泛性的成分，在其他菇類也存在。但子實體無論是長在牛樟樹或其他基質上，一些特殊性三萜類都會出現，如樟菇酸 A、B、C、K 等。這些特有成分僅在牛樟芝子實體上存在，從這個結果看來，子實體的成分較完整。

最近十多年來對牛樟芝的有效成分研究科學報導很多，牛樟芝的有效作用範圍很廣泛，有效成分多樣性，因此牛樟芝可以說是一種具有潛力的「植物藥」；既然是「植物藥」，在應用上就應盡量使用與天然牛樟芝成分相近的產品。以三萜類而言，牛樟芝在菌絲體具有的成分都存在子實體，但子實體之特有三萜類菌絲體就不會產生。也有報導指出有些菌絲體與子實體共有的成分也具有生物活性，但以目前對牛樟芝的作用範圍仍不完全了解，選擇與野生成分相近的產品較好，畢竟野生子實體在民間的使用已有數百年的歷史，使用成分相似的產品，較具有原始使用功效。

牛樟芝是台灣特有菌種，從民間使用及近年來的科學證據，是非常具有潛力的生技與醫藥材料，但菌絲體與子實體又存在成分上的差異。市面上販售牛樟芝的產品，卻存在不同內含，有必要透過具有公信力的機關或團體進行認證，這樣才能建全市場秩序與消費者信心。

<作者序>

不知「珍惜」，就剩「可惜」……

科捷生技總經理　李柏蒼

「中華國寶、台灣特有」的牛樟芝，真的、真的、真的需要我們好好珍惜！

牛樟芝是台灣國寶級、稀有且獨特的真菌，尤其是它的功效性，張東柱博士、科捷 CAC101 研發團隊及謝佩珊營養師，皆在本書有充分的闡述；就如「生策會」創會會長、現任榮譽會長的王金平院長所說：「『牛樟芝』將代表台灣躍上國際生技舞台，創造出『生技界的台灣之光』。」

身為華夏子孫、台灣子民的我們，不僅要珍惜此一大自然的恩賜，更要予以發揚光大！千萬不要被錯誤的訊息、或是偽劣的商品，抵貶毀損此一珍寶的價值；否則就真的可惜了！

一個週末的傍晚，擔任專業導遊的朋友打電話給我：「柏蒼啊，我帶領的大陸觀光團，要買牛樟芝；數量還不少呢。趕緊報個價給我……」倉促的聲音中，可以聽得出他難掩興奮的心情。也許是牛樟芝

給他帶來身為台灣人的驕傲、亦或是提供了可觀的利潤吧？

聽說這一來自廣東的旅遊團，幾乎人人都購買了牛樟芝商品；最少的有一盒，最多的高達十二盒，平均每個人的購買量是三、四盒。由此可見，牛樟芝不僅在台灣已是家喻戶曉的保健品，來自海峽對岸的遊客們，也同樣發現與重視到牛樟芝的珍貴。

很可惜，朋友最後並未接受我的報價，他從哪裡買來的牛樟芝也並未透露給我，倒是跟我「教育」了一番行銷的道理！他告訴我：「我明白一分錢一分貨的道理，但是他們是觀光客，回國後大部分不會再回購，反正他們要的是『牛樟芝』，每顆膠囊都有一點點就行了。做觀光客的生意，最重要的是一次利潤，又不是藥，你能保證什麼？別那麼傻了，越便宜他們買得越多，不要太堅持那些有的沒的，做生意賺錢最重要啦！」聽完朋友的話，我其實很想罵他一番，但現實上，除了對他笑一笑，我還能說什麼？生意人想賺錢本是天經地義，他也沒錯！唉，面對這樣的現象充斥，我心裡真的很擔憂，國寶級的珍品被所謂「生意人」這樣搞，到最後消費者信心盡失時，那就是全輸啊！任何了解牛樟芝熟成、採集、培育、製作的人，都知道牛樟芝會因為培養、熟成的方式不同，產生的成分也差異懸殊；而服用後的效果，更是天差地別、良莠好壞效果相差極大。法國紅酒、韓國人蔘都有一定的成分等級標準，消費者能清楚知道自己買到的是在哪個等級位階，這樣才不至於讓一顆老鼠屎壞了一鍋粥。

消費者有知的權利、政府有監督的責任。不同培育熟成的牛樟芝，各自擁有不同的成分，所以政府相關管理機關真應該儘早把台灣國寶牛樟芝的成分標準定出來！結合學術研究單位，邀集各式樟菇／樟芝培育技術的業者，一起共同討論研議；制訂出「牛樟芝子實體與菌絲體特有指標成分標準」及其「成分的鑑定檢測標準」。並且應該形成一套完善的管理機制，透過商品的認證，政府公部門更有力的站在保護消費者的立場進行有效的監督。

消費者在購買牛樟芝商品時，可以清楚明白的知道，他所購買的商品，究竟是「子實體」還是「菌絲體」？其成分等級為何？他更可以清晰透徹的了解，他所服用感受到、獲取到的功效有所不同，並非因為牛樟芝不好，而是源自於不同熟成類型的牛樟芝，成本內容及等級是有不同差異的。

今年(民國99年)的6月11日，經濟部標準檢驗局第一組召開「食品國家標準技術委員會」，議題就是：「牛樟芝標準制訂研商會議」。會議有來自學界、產業界代表，公部門：農業委員會、衛生署、經濟部，研究機構：食品工業發展研究所、醫藥工業技術發展中心、工業技術研究院生技與醫學研究所、中華穀類食品工業技術研究所、生物技術開發中心、台灣保健食品學會、台灣牛樟芝產業聯盟等，共同參與研商討論。會議經過熱烈的討論，從學術研究的角度、產業市場行銷的觀點、到國家社會風俗民情等等面相，最後一致達成共識：同意以台灣特

有品種、原生牛樟芝為主體，制訂特有指標成分標準及鑑定標準。

　　這個決議對國寶級珍品牛樟芝來說，絕對是一個重要的里程碑！最關鍵的是，消費者將可以更安心購買到貨真價實的牛樟芝商品，生產製造者也可以藉此從事品質的提升與穩定，市面上那些被嚴重稀釋，甚至以假亂真的不肖商品也可以被杜絕；學術研究人員更可以在此基礎上，繼續深入的研究探討牛樟芝的功效，進而朝醫療用藥邁進。終極目標就是造福更多的人群！

　　也曾有些人跟我提出質疑：要等多久才能把標準訂出來啊？真的等標準制訂出來，消費者信心會不會早就被充斥的一些假貨給搞壞了，牛樟芝也可能被不肖業者玩完了？老實說，我也曾有這樣的擔憂。但很慶幸的，農業委員會林業試驗所的張東柱博士，早已在此領域默默耕耘十數年，早就發表牛樟芝子實體、菌絲體特有的指標成分，而鑑定此一指標成分的鑑定技術，也非常的成熟；而標準檢驗局也已開始著手為牛樟芝訂出成分標準。已經開始動了就是好事！一個放諸四海的標準，將會在不久的將來、很快就完成應有的法定程序。

　　欣然看見，如此珍貴的「中華國寶、台灣特有」牛樟芝，將被看重、被珍惜！我相信，就像王金平院長講的：「台灣特有的『牛樟芝』將代表台灣躍上國際生技舞台，創造出『生技界的台灣之光』。」大家拭目以待吧！

目錄

第一章　成功之前的必修學分——健康

〈前言〉
認識台灣之寶牛樟芝

營養師　謝佩珊

　　15 年前，一位朋友的堂姐夫因為肝癌過世，當時仍年輕的我根本無法體會親人離開的感受是如何；3 年前，一位和我非常親近的朋友被診斷出有血癌的跡象，我不能相信我可能會失去他；那年，同時我的父親也罹患急性心肌梗塞。幸運的是，至今我仍然可以好好孝順父母，當下，我才體悟人遲早都會離開，快要失去至親的感覺是如此的痛，這種害怕的感覺在我心底揮之不去。於是我決定要利用自己是專業營養師的身分，幫助大家增進對健康的認識。

　　市面上充斥著許多抗氧化、或維他命之類的保健食品，各有優缺點；但卻甚少有針對國人的生活與飲食習慣的保健食品，愛用國貨的我，原本也不知道台灣的國寶──牛樟芝。直到有一天參與生物科技公司的研討會，才了解到牛樟芝對健康的益處。進一步研究才發現：牛樟芝是有益肝臟的天然食品，是上帝給台灣的恩賜！因為國人罹患肝臟相

關疾病高於其他國家，而牛樟芝首推的研究及療效就是肝病。

　　這幾年學界、業界越來越多人投入牛樟芝的栽培，以便能萃取出有效成分而加以利用。因為大家已經透過多年來的公衛宣傳和養生書籍的暢銷而有了「預防勝於治療」的觀念。本書將詳細說明牛樟芝對肝臟功能的助益與保健，將經驗及資料分享給大家，效果也許有限，但是，多一個你，認識健康的重要，不僅能分享，還能產生影響。

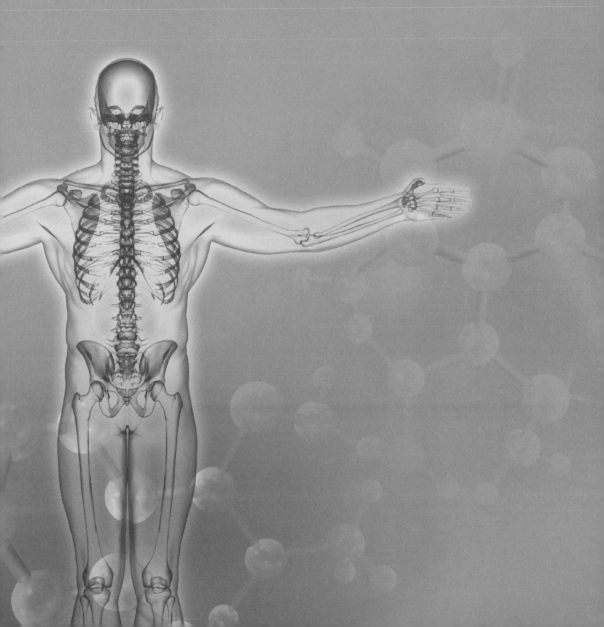

| 第一章 |
成功之前的必修學分——健康

　　小高今年剛過40歲，事業、工作總是擺第一，日夜認真打拼只為了想替自己和家人多存一點本。每天早上9點進公司，卡一打，往辦公椅上一坐，右手滑鼠、左手咖啡，雙眼整個早上幾乎都沒有離開過電腦螢幕；小高這麼戰戰兢兢，是因為老闆就坐在他後面，那股無形的壓力，壓得他連上廁所、抽菸都必須迅速回座位。

　　12點休息時間到，小高還是沒移動身體，隨手拿起早餐沒吃完的三明治繼續吃，眼睛還是盯著電腦螢幕的報表；老闆走過去時，讚賞的看了他一眼；小高在鍵盤上的雙手更是飛快的敲打著下午開會要用的報告，他一點也不在意三明治已經冷掉，蔬菜量不夠、也沒有水果，只要老闆能注意到他的表現就好。

　　一過兩點，小高努力撐起一直往下掉的眼皮，喝著咖啡，呵欠還是連連，眨眨乾澀不已的雙眼，他站起身走到樓梯間，抽了一根菸醒醒神之後，肚子也餓得開始咕嚕起來，一回到座位，MSN 視窗適時跳了出來。

　　漂亮的總機妹妹傳來：「本日下午茶：脆皮雞排＋珍珠奶茶，要訂者請回覆。」

　　小高的眼睛一下子亮了起來，雖然知道自己圓滾滾的肚子要節制，也知道身體需要運動，可是，手上的滑鼠還是按下「Yes」的回覆鍵。然後抱起一疊資料走向會議室開會。

　　一進會議室，裡面已經是煙霧瀰漫，雖然政府有明令公共場所不得

吸菸，但是老闆要抽，他們這些受薪階級也沒人敢拒絕二手菸。

開完會，已經是下午四點半，小高手中的脆皮雞排還沒啃完，客戶老王來電說：「晚上去吃燒烤加啤酒，順便把下半年的業務喬一喬？」

小高邊聽電話邊吸了一大口奶茶，想也不想就說：「OK！OK！七點老地方見！」他幾乎忘了老婆的交代，少抽菸、少喝酒、少應酬，因為前幾天的健康報告，GOT、GPT（肝功能指數）都偏高了！

「你知道嗎？」老王喝著啤酒，吃著燒肉，「那個在電子公司的小楊，進了醫院。」

「什麼！為什麼？」小高驚訝不已！

「他啊！工作壓力大，又不保養身體，喝酒、抽菸、熬夜，樣樣都來，再健康的身體也會搞壞，更何況我們都40多歲了！唉，他小孩才念大班呢……」

老王一語驚醒小高，國小三年級時，他的父親就因為肝癌而過世，此後學校的親子課，陪他出席的永遠只有媽媽或爺爺；父親節要畫「我的爸爸」，他也只能畫爺爺，因為爸爸不在了！他常常難過的躲在棉被裡哭，不讓媽媽發現，擔心媽媽也難過。童年缺乏父愛的陰影，他下定決心不讓他的孩子重複自己的惡夢，不讓他的孩子孤單的長大。小高把手上舉到一半的酒杯放了下去，他在心底告訴自己，不可以再放任自己這樣亂吃亂喝，否則一切的努力不就付之一炬。

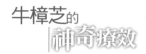
　　小高的一天，應該是很多人的生活縮影，你知道這些不當的作息與飲食會對你的健康造成有多大的影響嗎？以下我們逐一來探討：

奶茶配雞排──增加心血管及糖尿病的罹患機率

　　很多上班族都和小高的辦公室一樣，習慣團購珍珠奶茶和炸雞排當成下午茶點。的確在炎熱的夏日午後，冰涼香甜的珍珠奶茶很難讓人抗拒，卻忽略了奶茶中含有大量的奶精、糖與珍珠，一不留意就會吃下過多的熱量。

　　一般市售奶茶的奶香來源都是奶精，很多人不知道，奶精並沒有牛

一杯700cc的珍珠奶茶約有400大卡（足足有28顆方糖的熱量），一碗白飯才280大卡。

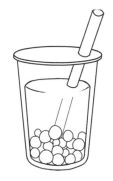　　= 28塊方糖　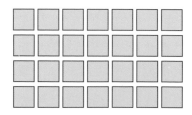

奶的成分，而是植物油經氫化而成的產品，在植物油氫化過程會產生反式脂肪酸；大多數的研究結果顯示，攝取過量反式脂肪酸，就會增加心血管疾病及糖尿病的好發機率。

反式脂肪酸引起冠心疾病與糖尿病的機轉有：

1. 血液中低密度脂蛋白膽固醇（壞的膽固醇）增加，高密度膽固醇下降（好的膽固醇），造成兩者比例的上升程度比飽和脂肪還要糟糕。

2. 干擾必須脂肪酸代謝。

3. 降低胰島素敏感度。

4. 反式脂肪酸的平日攝取量與全身性的發炎反應指標有正相關，而發炎反應是動脈硬化、糖尿病及多種癌症的起始。

700cc珍珠奶茶（400大卡）+一份薯條或炸雞排（600大卡）＝一份下午茶點就吃進1000大卡，一個成人一天所需的熱量是2000大卡。

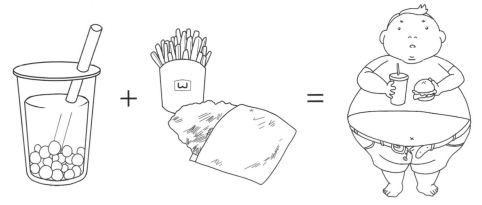

奶茶 + 雞排 = 高危險疾病罹患來源！

很多人都知道應該少吃高油、高溫油炸的食品，因為其熱量、油脂都偏高，但卻很少人能真正拒絕香噴噴的雞排，尤其香香脆脆的雞排更是 Q 甜奶茶的完美下午茶搭配，所以很多人在不知不覺中就吃進了一堆殘害自身健康的食物。

菸、酒傷肝也傷心

許多上班族都和小高一樣，喜歡在上班的時間偷個空，藉由吞雲吐霧來紓壓一下。但很多人不知道，被迫吸菸與主動吸菸，損害健康的質量是相同的。一個抽菸者平均每根菸呼送出的煙霧，含有 70 微毫克顆粒和 23 微毫克的一氧化碳。

菸霧來自兩個源頭：一是「主流菸」，即吸菸者吸進其嘴裏，然後又吐出來的煙；二是「二手菸」，即香煙、雪茄或煙斗在燃燒時所產生的煙。對吸菸者周圍之不吸菸者言，不論是「主流菸」抑或「二手菸」，一樣會蒙受危害。一個不吸菸者坐在含有 38PPM 一氧化碳的房間裏，所吸入的一氧化碳，和他自己抽一支香菸的一樣多。也就是說，被迫吸入二手菸的人罹患肺癌、心臟病及其他與吸菸有關疾病的機會也相對增高。

乾杯 = 肝悲

台灣的應酬文化跟小高、老王、小楊的啤酒加燒烤模式相去不遠，許多的業務與生意似乎都需要酒精與美食的推波助瀾方能順利談成。但卻不知道「杯底不可以養金魚」一飲而乾的習慣，也讓「乾杯」變成「肝悲」，在談定業績的同時，也把好心肝給壓榨乾了！

因為美酒下肚會先由腸胃吸收裡面的酒精（乙醇），再聚集到肝臟部位，肝裡面有許多酵素會將乙醇脫水（去掉酒精中的 2 個氫鍵）代謝為乙醛；一旦過量飲酒，肝臟會不斷消化代謝具有毒性的乙醇，而造成肝臟的負擔。**一瓶啤酒（約 700ml、乙醇含量約 5%）成年人需要 3 個小時才能消化分解**，如果一次喝進 3 ～ 4 瓶，或更高濃度的酒，就可知道需要更久的時間。

英國倫敦帝國學院（Imperial College London）的納特教授（David Nutt），曾在一次的簡報中說，酒類對健康的傷害程度僅次海洛因、古柯鹼、巴比妥酸鹽（barbiturate）和美沙冬（methadone），排名第五。

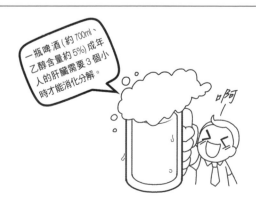

一瓶啤酒（約 700ml、乙醇含量約 5%）成年人的肝臟需要 3 個小時才能消化分解。

辦公桌馬鈴薯——過勞還是工作認真？

　　近幾年不景氣，加上職場競爭越來越激烈，不少中壯年的上班族都像小高一樣，一進辦公室就幾乎黏在辦公椅上，在缺乏運動又飲食不正常的狀態下，腰圍就隨著辦公室年資一樣越來越大，這些被稱做「辦公室的馬鈴薯」的上班族越來越多。很多人對腰圍變粗並不以為意，常常自嘲自己是變胖了而已，卻不知道這已經是身體發出的警訊！因為長期的過勞，會引起交感神經活化，心臟對氧的需求量也會增加，此時如果血管有阻塞，就很容易導致急性心肌梗塞。根據研究報告，30～54歲的青壯年族群，因心血管疾病致死的人口數，從1999年至今一路攀升了20%。

過勞會得肝病嗎？

　　傳統的觀念認為過度勞累會導致肝病，也就是所謂的「積勞成疾」。過度勞累也許與肝炎急性發作有某種關聯，但醫學上尚無法確立兩者之間有直接的關係。但在台灣，破壞國人肝臟健康的大敵仍以肝炎病毒居首，大多數患者是因為感染了B型或C型肝炎，最後導致肝炎、肝硬化；酗酒及藥物中毒則是次要原因。至於已有肝病的患者，正常的作息、適度的運動則是必要的，特別是急性肝炎的患者更需要好好

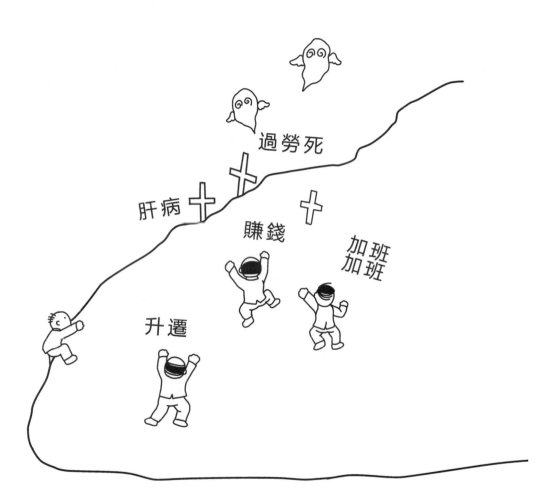

的休息。

過勞除了會引發肝臟方面的疾病，高壓的生活也會導致身體提早老化，包括：

● **腸道老化**：起因於飲食不正常與不均衡，導致腸道無法正常消化與排泄，毒素累積體內。

● **心臟與血管老化**：新陳代謝系統老化後，血液裡會充滿不良物質，心臟與血管便會跟著老化。

● **自律神經系統老化**：長期壓力大會導致自律神經系統因過度緊繃而疲乏，易引發睡不好、頭痛、身體僵硬、脾氣不穩等症狀。

肝臟求救的小警訊——眼睛乾澀、流目油

你是否跟小高一樣，9 點打卡上班後，眼睛就甚少離開電腦？早上回 mail，看文件，偶爾 MSN 一下，下午繼續打著要交的報告……導致眼睛常常覺得乾澀；或是跟小白兔一樣，眼睛常有血絲；這些症狀都可能是因為你的肝臟出現了問題。

中醫常說：「肝開竅在目，魂日遊兩目，夜宿於肝腸」，表示肝臟與眼睛有著緊密的關係。

眼睛與肝臟的親密關係

肝臟血管等處有一種肝星狀細胞（HSC），在正常情況下都處於靜止期，負責儲存脂肪以及身體 90% 的維他命 A；不過當肝臟發炎或遭受感染時，星狀細胞就會活化並大量生成膠原堆積，會將脂肪丟掉，也會釋出儲存的維生素 A，造成身體的維生素 A 不足，因而眼睛乾澀、視力模糊、甚至出現夜盲症。

你的生活習慣和小高一樣嗎？還是比他更糟糕呢？你有多久沒有關心自己的身體健康與否，而讓無聲的肝臟默默的替身體承擔了一切疲累？肝病是台灣的國病，每 41 分鐘就有一人因肝病死亡，最可怕的是，所有肝病的發生都在於不自覺，等到自覺後都已是肝硬化或是肝癌，而牛樟芝功效的被發現，就像是上帝給台灣的禮物，它的活性可以降低肝臟發炎，調整身體，一個簡單保養就可以改善你的身體健康，我們將藉由此書讓你了解到牛樟芝對健康的影響。

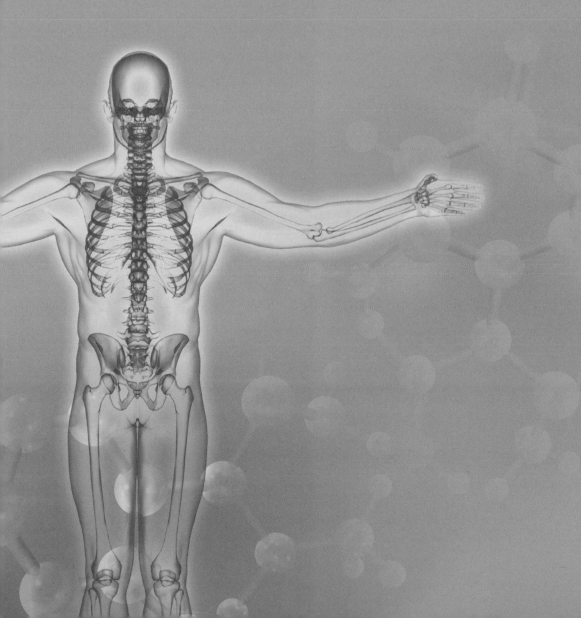

第二章

保肝護肝，健康過一生

38 歲自營廠牌的葉志隆，身高 180 公分，身體精壯，健保卡幾乎不曾用到，只是曾被檢查出是 B 型肝炎帶原者，但是身體不曾發生過任何異狀，他也就不以為意。

當營業額蒸蒸日上即將達到 1 億之際，有天他突然腹瀉不止，便到台大醫院檢查，沒想到，竟是肝癌末期，因為癌細胞腫大，壓迫到胃部才導致腹瀉不停。醫生宣布他只剩 6 個月的生命，他呆滯了，連續 3 天不吃不喝，覺得上帝開了他一個玩笑⋯⋯

這是真實的故事，可能也會發生在你周圍身邊的人。

總是為生活忙碌的你，有多久好好沒有休息了？是否該停下來，看看路邊美麗的小野花？是否該多花一些時間陪陪家人？更重要的是，你有多久沒有關心自己的身體健康了？千萬不要等到像上述的案例一樣，贏得了事業卻賠上了健康，這個章節將說明肝臟對人體健康的重要，並教您如何保肝護肝，健康過一生。

黑白的人生

肝病為台灣的國病，在台灣，平均每 41 分鐘就有一個家庭因肝疾而破碎。根據行政院衛生署的統計資料顯示，慢性肝炎、肝硬化及肝癌

表 2-1 民國 94 年～ 98 年台灣地區各種肝病人數

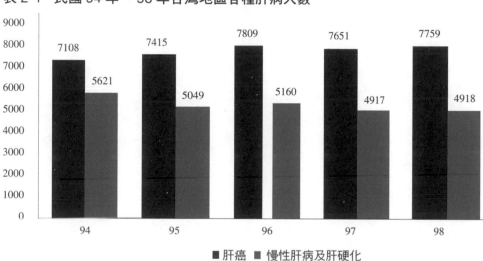

資料來源：行政院衛生署（2010 年公布）

一直位居台灣地區十大死因之中。

　　當肝臟的組織受損，而失去正常的機能時，就是肝臟有病，簡稱
「肝病」。從上表可以看得出來，民國 94 年到 98 年的肝癌罹患率一直居
高不下，長期以來一直都是台灣癌症死因的首位，而慢性肝病及肝硬化
也居於台灣十大死因的第六位。因為肝臟沒有神經，等到患者出現症狀
再去求醫時，往往都已太遲，患者也經常在很短的時間內就往生，造成
無限悲劇。

　　在台灣的肝病患者大致歸為三大類：（一）肝炎，（二）肝硬化，
（三）肝癌，其實這三大類肝臟疾病是互相關連的。

常見的肝臟疾病

一、肝炎

肝炎是指肝細胞損傷發炎。引發肝炎的原因很多,包括病毒性肝炎、酒精性肝炎、藥物或毒素性肝炎等,其中最常見的是病毒性肝炎。

● 病毒性肝炎:

肝炎病毒分為 A、B、C、D、E 型。其中,B、C、D 型肝炎病毒會導致慢性肝炎、肝硬化,甚至肝癌。肝炎染患的途徑說明如下:

A 型肝炎

傳染途徑是糞口感染,也就是當吃到或喝到遭 A 型肝炎病毒污染的食物或飲水時,就會感染到 A 型肝炎。

B 型肝炎

B 型肝炎的傳染途徑主要是感染的血液、體液(唾液、精液、陰道分泌物等),經由皮膚或黏膜進入人體。

C 型肝炎

C 型肝炎是台灣肝病猖獗僅次於 B 型肝炎的第二號殺手,感染途徑

主要是輸血，不過約只有一半的 C 型肝炎病人有輸血的病史；其他感染途徑包括使用不潔的針頭、針灸、刺青、穿耳洞、及牙科器材等等。

D 型肝炎

　　D 型肝炎病毒是一種缺陷病毒，不能單獨存在，必須藉由 B 型肝炎病毒的表面抗原做為它的外殼才能生存，因此 D 型肝炎病毒必須與 B 型肝炎病毒同時存在，因此只有急、慢性 B 型肝炎患者和帶原者才可能會感染 D 型肝炎。其主要傳染途徑有，性行為和靜脈毒癮。

● **酒精性肝炎**：長期酗酒所造成的肝病。酒精會直接或間接破壞肝細胞，導致肝的纖維化。

● **藥物或毒素性肝炎**：
　　肝臟是藥物代謝的主要器官，也是主要的解毒器官，有很多藥物在經過肝臟代謝的過程中會引發肝炎的現象，例如口服的抗黴菌藥物、抗結核藥、抗生素、抗痙攣藥、治療心律不整的藥等等。

二、肝硬化

　　當肝臟發炎的程度超過它本身的修復能力，便會由纖維組織來加以修補，長期便會形成肝硬化。大多數的肝硬化是由三類肝炎（病毒性、酒精性、藥物性）引發的，另外有少部分肝硬化是屬於遺傳性，但比例

甚少；如原發性膽汁性肝硬化、α - 抗胰蛋白酵素缺乏症及 Wilson 氏病等。而在台灣最常見的多是因 B 型肝炎病毒及 C 型肝炎病毒所引起。

三、肝癌

　　癌症是台灣每年十大死因的第一位，而在所有的癌症當中，肝癌是頭號殺手，因此如何預防肝癌的發生及治療肝癌成為相當重要的課題。

　　在肝臟疾病中與肝癌息息相關的是病毒性肝炎（B 型、C 型）及肝硬化，通常是因為慢性肝炎導致肝硬化而產生肝癌，當然也有不經過肝硬化的階段就直接進入肝癌階段的。

肝臟對人體的重要性

　　「心肝寶貝」說明了肝臟和心臟都是人體內非常重要的器官，兩者最大差異在於肝臟不會跳動，總是默默的工作，除此，肝臟也是人體最大的

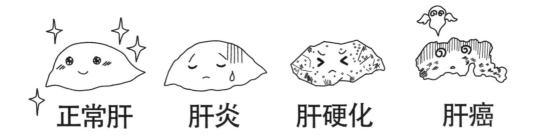

正常肝　　肝炎　　肝硬化　　肝癌

器官，一般成人的肝約重 1000 至 1500 公克，約為體重的五十分之一。

　　肝臟位於人體的腹腔右上方，也就是右側橫隔膜之下，肝臟上端整個被右胸廓下部的肋骨所蓋住，而肝臟下端也不超出右側最下面的肋骨，所以正常的肝臟從腹壁上面是摸不到的。肝臟除了是人體最大的器官，也是功能最為複雜的器官，肝臟仿彿是設備完善的化學工廠，具有以下五大生理功能：

一、代謝作用：

　　飲食中各種營養物質的新陳代謝都是在肝臟中進行，包括醣類、蛋白質、脂肪、維他命及荷爾蒙等。例如肝臟可將葡萄糖轉變成肝醣貯存起來，將脂肪酸轉變成脂蛋白及膽固醇；所以肝臟一旦發生病變，這些物質的新陳代謝便會出現問題，而影響食慾。

二、轉化作用：

　　藥物進入體內後，特別是口服藥，會迅速被吸收到腸壁的血液中，再經肝門靜脈（供應肝臟養分的兩條血管之一）流入肝內。在肝細胞中藥物被轉化成具活性的形態，而後隨著血液循環至其作用部位去發揮其功效。

三、解毒功能：

　　進入腸胃道的各種外來物質或是腸胃道產生的有毒物質（如：氨），皆

經由肝門靜脈流入肝臟內。這些物質在肝細胞內經過解毒程序後轉變成無毒物質，再由尿液或膽汁中排出體外。

四、合成蛋白質：

蛋白質的合成是肝臟最重要的功能之一。血液中的蛋白質，如球蛋白、白蛋白、纖維蛋白原等都是由肝臟製造出來的。其中又以白蛋白負有最重要的使命，因為血液中的白蛋白減少，血液的滲透壓就會下降，造成臉部及四肢浮腫，甚至腹水。另外血液凝固的「凝血因子」，也是由肝臟製造，因此如果肝不好，皮膚就較易產生瘀青或出血。

五、排泄功能：

肝臟製造的膽汁可以促進腸胃道的消化吸收。當衰老的紅血球被破壞時，血紅素會轉變成膽紅素。血中的膽紅素經肝細胞吸收處理後，會轉變成水溶性的直接型膽紅素而排入膽汁中，最後流入腸胃道排出體外。

改善我們忽略的健康

在現代社會的複雜經濟結構，很多人都像機械的齒輪般不停的運轉工作，而忽略了健康，甚至得了肝病也不自覺，所以肝病可說是國人的

圖 2-1 肝臟的五大功能

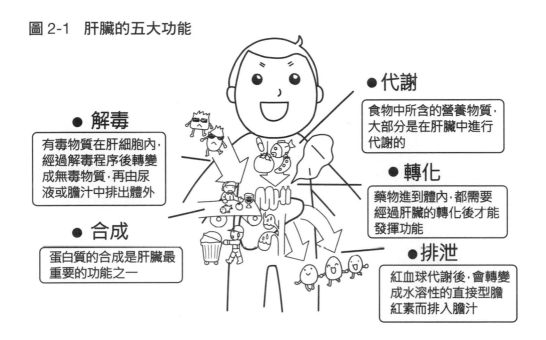

● 代謝
食物中所含的營養物質，大部分是在肝臟中進行代謝的

● 解毒
有毒物質在肝細胞內，經過解毒程序後轉變成無毒物質，再由尿液或膽汁中排出體外

● 轉化
藥物進到體內，都需要經過肝臟的轉化後才能發揮功能

● 合成
蛋白質的合成是肝臟最重要的功能之一

● 排泄
紅血球代謝後，會轉變成水溶性的直接型膽紅素而排入膽汁

生活習慣病，因此，維護肝臟健康的前提就是要培養良好生活習慣及飲食習慣。

一、營養攝取要充足平衡：

　　維持理想的體重，因為熱量攝取過多會增加肝臟脂肪的囤積，而加重肝功能的失調。以及攝取天然食物，避免高鹽食品和調味品，例如：加工、醃漬煙燻、罐頭食品與含有人工香料、化學食品添加物等等，這些都會在體內產生毒素，而加重肝臟的代謝負擔。

二、適度的運動：

　　適度的運動可以增強心肺功能，促進血液循環，也能增強抵抗力，
減低患病的機會。

三、充分休息，避免熬夜及過度勞累：

　　肝臟休息的時間會隨個人的生理時鐘週期不同而有所差異，並且維
持穩定的規律；所以只要生活作息正常規律，肝臟就會得到充分的休息。

四、避免飲酒：

　　過量飲酒，肝臟會不斷消化代謝具有毒性的乙醇，而造成肝臟的負
擔，並且也會增加罹患肝硬化的機會。

五、不要隨意服用藥物：

　　肝臟是解毒中心，我們所吃的藥物絕大多數必須經過肝臟解毒，所
以藥吃越多就對肝臟越不利。

六、接觸化學藥劑、污染物質時應有適當防護：

　　農藥、化學藥劑等物質會造成身體負擔或是累積在肝臟內，使用時
應避免直接接觸，要戴上口罩、手套隔絕。

七、定期進行肝臟機能追蹤檢查：

因為肝臟沒有神經，不會感覺痛，所以很難察覺已經發生病變，也曾有 GOT、GPT 值正常（這只是顯示檢測當時肝臟非發炎狀態），但是肝臟卻已纖維化的病例；所以肝功能檢查不能只了解 GOT 及 GPT，也必須同時檢查以下幾項，才能確保自己的肝臟健康。

看懂你的肝臟健康檢查報告

前面提過肝臟因為沒有神經，所以很難察覺是否生病了，因此定期檢查肝臟的健康是必須的，但應該作哪些檢查才能知道自己有沒有肝病呢？建議至少必須做下列六項檢查（**要六項檢查都正常，才確保自己的肝臟正常**）：

1. 肝功能檢查
2. 肝炎病毒標記檢查（包括 B 型肝炎）
3. C 型肝炎檢查
4. 血清中甲種胎兒蛋白檢查
5. 腹部超音波檢查
6. B 型肝炎病毒 DNA 檢查

下表是常見的肝功能檢查項目，以及檢查數據和數據在臨床上的意義：

檢驗項目	正常參考	臨床意義
【GOT（AST）與GPT（ALT）】 肝細胞壞死指標 就是俗稱的肝功能指數，正確稱之為肝發炎指數。	GOT（AST）與GPT（ALT）當細胞發炎壞死時會釋置血液。正常值多半在40單位下。	GOT（AST）上升原因：肝病、心肌梗塞、肌肉發炎、溶血。 GPT（ALT）上升原因：肝病。
【丙麩胺轉肽酶（γ-GT）】 一種分解蛋白質的酵素，存在於肝和腎組織，臨床上常用來檢測酒精性肝病。	依各醫院正常數據有所不同	γ-GT上升原因：肝病、肝臟慢性發炎、酗酒。
【白蛋白（albumin）與球蛋白（globulin）】 白蛋白（albumin）：主要維持體內滲透壓及評估肝臟的合成功能 球蛋白（globulin）：主要負責體內免疫系統，和膽紅素運送。	白蛋白和球蛋白的比值（A/G比）A/G ratio 1.2-2.0	白蛋白過低原因：肝硬化、腎病症候群、營養不良等。 球蛋白過低原因：肝硬化、水腫。 白蛋白和球蛋白的比值（A/G比）A/G ratio 過低：代表有肝臟方面的疾病。

【胎兒蛋白（AFP）】檢查肝炎的一種重要指標，懷孕時胎兒也會製造。	正常值多半在20ng/ml以下。	胎兒蛋白（AFP）升高原因：肝癌、肝炎、生殖性腫瘤。
【凝血酶原時間（PT）】肝臟製造凝血因子指標。	正常值約在12秒左右	凝血酶原時間（PT）變長原因：肝病、食用凝血劑。
【膽紅素（bilirubin）】肝臟疾病、膽道阻塞指標或溶血性疾病。	正常值直接膽紅素0.4mg/dl以下，總膽紅素1.2mg/dl以下。	膽紅素（bilirubin）升高原因：肝病、膽道阻塞或溶血。
【鹼性磷酸酶（alkaline phosphatase，簡稱ALP）】，肝膽疾病和骨骼疾病指標。	依各醫院正常數據有所不同	鹼性磷酸酶（ALP）上升原因：膽道阻塞、骨頭病變。
【B型肝炎病毒DNA檢查(HBV DNA)】可以測出體內B型肝炎病毒的量，數值高就必須治療及追蹤。		HBV（B型肝炎病毒）DNA大於1萬copies /ml以上時，日後發生肝癌的機會較大，而且當HBV DNA量越多，日後發生肝癌的風險越高。

B型肝炎患者之血清中病毒DNA數量之臨床重要性

　　肝硬化及肝癌仍然是國人重大的死因，這些人中有八成為B肝帶原者，因此對於有B肝帶原者的追蹤變的很重要，以往這些帶原者都建議：每半年接受定期肝功能（GOT、GPT），胎兒蛋白（AFP）及超音波

檢查，但是，這三種的檢查方式仍然不夠嚴密。

台大公衛學院陳建仁教授等學者，最近（2006 年）發表在國際知名 JAMA 醫學期刊 (JAMA. 2006 Jan 4;295(1):65-73) 的一篇研究，前瞻性的指出：

針對 3653 位 B 型肝炎帶原者做了長期的追蹤，發現當 HBV（B 型肝炎病毒）DNA 大於 1 萬 copies /ml 以上時，日後發生肝癌的機會較大，而且當 HBV DNA 量越多，日後發生肝癌的風險越高。故 HBV DNA 近年來已廣泛運用在治療 B 型肝炎療程中的重要工具。

97 年 10 月份之台灣消化系醫學會亦提出台灣 B 型肝炎治療學界之共識，其中部分條文建議：

1. B 型肝炎患者在治療中 (各類 B 肝抗病毒藥物)，至少每 3 個月監測 GPT、e 抗原及 HBV DNA(即病毒量)。

2. 而治療結束時，建議前 6 個月；每 1 ～ 2 個月需監測 GPT 及 HBV DNA，以期早期偵測出病毒之後復發。

3. 而決定是否可停藥，應以停藥前六個月內有三次 HBV DNA 偵測不到為宜。

「肝若好，人生是彩色的」，**愛肝**應該從平常的小觀念開始做起，也要養成健康檢查的習慣，這些檢查的數據都會讓肝病及早發現，以便能及早治療。

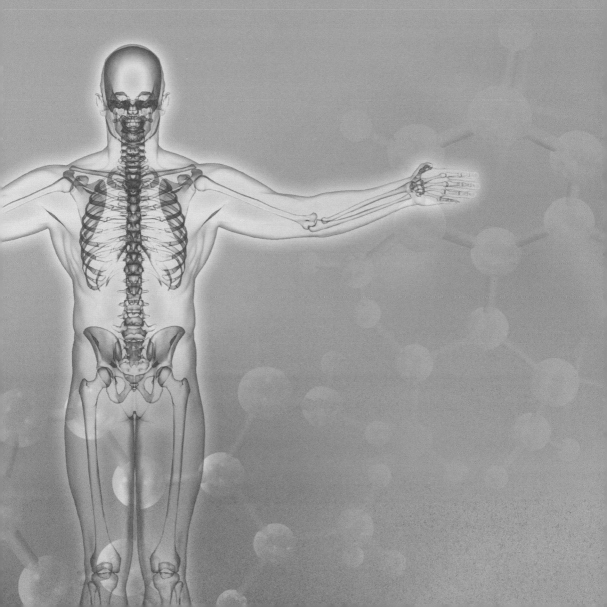

第三章

肝病的轉機——牛樟芝

目前所知對保肝頗具療效的台灣之寶「牛樟芝」，是國人擊退肝臟疾病最好的發現；因為其特殊成分的樟菇酸 A、B、C、K 具有抗發炎，以及修補肝臟功能。

原住民的「祖傳秘方」

有「台灣國寶」或「台灣紅寶石」之稱的牛樟芝（*Antrodia cinnamomea*），是台灣特有的菇類植物，又稱樟菇、樟菰、樟內菇、牛樟菇、紅樟。主要分布在台灣山區海拔約 450 ～ 1500 公尺的台灣本土老齡牛樟樹樹幹腐朽的心材內壁、或枯死倒伏的牛樟樹外材陰暗潮濕的表面。子實體形態多變化，有板狀、鐘狀、馬蹄狀或塔狀，無柄，緊貼於木材表面生長。

傳說是原住民在採伐時，無意間發現了牛樟樹上的牛樟芝，於是拿來熬煮湯汁飲用，結果竟意外發現，因飲酒過多引發的健康和狩獵導致的體能流失問題，竟都獲得改善；因此，許多原住民每天外出工作時，都會口含一片牛樟芝，做為養生保健之用。久而久之，牛樟芝也逐漸流傳至平地漢人族群之間，廣為人知。

牛樟芝人工栽培的技術，仍有待努力，所以，仍有很多是以深山採集的方式來獲得，既危險又犯法（牛樟樹已被列為保育類），採集牛樟

芝首先要尋找牛樟樹的產地，更困難是牛樟樹與冇樟，兩者極為相似，不易分辨。目前最直接的分辨方法是由滕田妄二提出的，冇樟幹油是以黃樟油（Safrole）與十五燒醛（pentadecyl aldehyde）為主，因而有沙士中汽水的味道。牛樟幹油則以松油醇（d-terpinenol）為主，有樟腦油的味道，藉此即可區別是否為牛樟。第二困難的是要從大片樹林中找到有中空洞的樹幹，空洞中若有牛樟芝，則可定期採集。由於找尋有中空洞的牛樟樹幹相當不易，有不肖商人乾脆將保育類的牛樟樹砍倒，以期日後能長出牛樟芝，進而收集販售。因此，發展人工栽培牛樟芝，以現代生技技術來培養牛樟芝，將是最經濟、最符合環保的培育法。

牛樟芝與靈芝的不同

由於樟菇也稱為樟芝，因此，經常被誤認為靈芝的一種，事實上兩者並不相同。為了避免混淆，將兩者差異處加以說明：

牛樟芝與靈芝有何不同呢？ 牛樟芝具有 200 種以上的三萜類，而靈芝單一品系一般只有 20 ～ 50 種，除了三萜類比較豐富之外，牛樟芝的三萜類質量更為靈芝的 15 倍以上，所以牛樟芝也被稱為靈芝之王，除此，樟菇由於寄生的專一性，生長很緩慢，以及不容易以人工培養出子實體，因此，更顯得牛樟芝的珍貴。

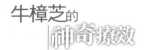
牛樟芝與靈芝的差異

　　一般有聽過牛樟芝的人都認為牛樟芝與靈芝是相似的蕈菇，其實並不是如此，以下為兩者比較：

名稱	牛樟芝	靈芝
學名	*Antrodia cinnamomea*	*Ganoderma lucidium*
分類	多孔菌科，薄孔菌屬，樟菇種	多孔菌科，靈芝屬，靈芝種
外型	無柄，有板狀、鐘狀、馬蹄狀或塔狀，緊貼於心材內側生長。	有柄，菌傘有光澤，孢子只附著在菌傘下，較常被發覺在枯木外側。
色澤	1.菇體表面孔狀者：鮮紅色－乳白色淡紅褐色、淡褐色或淡黃褐色。 2.菇體表面若呈現鐘狀、馬蹄狀或塔狀者：橘紅色或棕色－棕褐色至黑色。	菌傘上方呈褐色。
有性孢子	圓柱略彎曲。	雙層壁、甕型。
味道	氣芳香、味辛苦（樟香味）。	味稍苦（菇類味道）。
三萜類含量	估計約200多種。	單一品系的靈芝約20～50種，不同品系總合約200多種。
多醣體含量	1～2%。	1～2%。
三萜類含量	10～45%。	1～3%。

產地	**僅台灣才有。**	分布全世界。
人工培育	1. 野生牛樟樹數量相當稀少。 2. 人工栽培子實體困難度仍高。	已發展出許多人工栽培法,來源取得非常容易。
藥理研究之功效	**保肝**、解酒、清熱、解毒、消炎、**抗癌**、解疲勞、**肝炎**、**肝硬化**、氣喘、改善過敏體質、抗氧化、增強免疫能力。	鎮痛、鎮靜、鎮咳、強心、保肝、降血壓、降血糖、抗過敏、抗發炎、抗腫瘤、**增強免疫能力**。

牛樟芝正名的由來

　　1990 年是牛樟芝第一次新種發表,由大陸著名真菌學者——昆明植物研究所臧穆教授與臺灣台北醫學大學蘇慶華博士共同發表「我國臺灣產靈芝屬一新種:樟菇」,宣告牛樟芝為靈芝科真菌中的新種「樟靈芝」(Ganoderma camphoratum Zang & Su),但事後證實因當時的牛樟芝子實體標本誤沾上了靈芝的孢子,故將樟菇歸納為靈芝屬。

　　1995 年,第二次的新種發表,由「行政院農委會林業試驗所」的張東柱博士及周文能先生,發現牛樟芝是木材褐腐菌的這項特質,根據牛樟芝的形態及培養特性,對樟芝種名進行訂正,將其歸入「多孔

菌科薄孔菌屬」的新種，命名為「Antrodia cinnamomea Chang TT & W N Chou」，並對牛樟芝子實體的外觀、氣味、生長速度、孢子顯微結構等，均有詳細描述與說明。

　　1997 年，第三次新種發表，吳聲新將前兩次文獻中的內容整理後，再次訂正樟芝種名，將樟芝重新命名為「Antrodia camphorata Zang & Su」。

　　2004 年，張東柱與周文能根據「國際植物命名法規 ICBN Article 9. 12 （Greuter et al. 2000）」 將 Ganoderma comphoratum 與 Antrodia camphorata 認定為混淆學名，且不再被使用，並恢復使用 Antrodia cinnamomea 的學名；至此，牛樟芝在學界有了正式的歸屬。

牛樟芝正名簡列

1990年第一次新菌種發表
1995年第二次新菌種發表
1997年第三次新菌種發表
2004年樟芝在學界有正式的歸屬

食品工業發展研究所針對牛樟芝學名更名為 *Antrodia cinnamomea* 之聲明稿

　　牛樟芝（或稱牛樟菇）是台灣特有藥用菇菌，在自然界僅生長於牛樟樹上。由於科學研究發現其可能具有醫療功效，但因產量稀少以致價格昂貴，引起各方之興趣。目前分類學家亦對其學名之使用有著不同之見解，數個學名經常被使用於文章發表及市售產品廣宣，令人困擾。財團法人食品工業發展研究所擁有台灣最具規模之生物資源保存及研究中心，除收集保存眾多生物資源外，亦經常應外界之要求提供菌種鑑定及菌株分讓之服務，其中即包括牛樟芝此一珍貴之菌種。在提供牛樟芝之相關服務時，本所目前係使用 Antrodia cinnamomea 為其學名。

　　有關牛樟芝之命名，確實存在不同之意見。茲將所有相關之命名簡述如下：

　　一、Ganoderma comphoratum Zang & Su

Ganoderma comphoratum 是 Zang 與 Su（1990）發表於「雲南植物研究」，文中描述靈芝屬的一個新種，命名為 Ganoderma comphoratum，並指定存放於中國雲南 HKAS 22294 號標本為其主模式標本（Holotype）。在形態方面，文中描述該靈芝新菌種之孢子為雙層壁，且其表面具有突起。

　　二、Antrodia cinnamomea Chang & Chou

Antrodia cinnamomea 是 Chang 與 Chou（1995）於英國真菌學研究期刊「Mycological Research」發表，將牛樟芝發表為薄孔菌屬 Antrodia 之一新種，命名為 Antrodia cinnamomea，指定放置於台灣林試所之 TFRI 119 號標本為其主模式標本（Holotype），並將標準菌株存放於食品工業發展研究所生物資源保存及研究中心（BCRC 35396）。文中詳細描述牛樟芝子實體及培養的無性世代形態特徵及其他培養特性，並註記該菌之寄主為牛樟樹（Cinnamomum kanehirai）。

三、Antrodia camphorata（Zang & Su）Wu, Ryvarden & Chang

Antrodia camphorata 是 Wu 等（1997）檢視前述一模式標本 HKAS 22294 及前述二模式標本 TFRI 119 後，認為兩者是相同菌，但因 Zang 與 Su（1990）先發表，具有命名先取權，不過亦認同 Chang 與 Chou（1995）之意見，認為牛樟芝應屬於薄孔菌屬 Antrodia。於是 Wu 等（1997）於「中研院植物學彙刊」發表，認為應採用 Antrodia 為屬名及保留 Ganoderma comphoratum 之種名，並更正原先拼字錯誤而發表新組合名「Antrodia camphorata」其模式標本仍指定為 HKAS 22294。

四、Antrodia cinnamomea Chang & Chou，2004 再論

Chang 與 Chou 在「中研院植物學彙刊」提出應回復使用 Antrodia cinnamomea 為牛樟芝之學名。其理由為 Wu 等（1997）檢視 Zang 與 Su（1990）發表之 Ganoderma comphoratum 模式標本 HKAS 22294 時，

指出該標本由兩種不同之真菌組成，一為靈芝（Ganoderma sp.）、一為牛樟芝（Antrodia cinnamomea）。而根據「國際植物命名規約」（McNeill et al., 2006），當學名所使用之模式標本包含超過一個物種時，該學名所指涉之對象必須是該標本中最能夠與原始描述相對應之部分。由於 Zang 與 Su 發表新種 Ganoderma comphoratum 時，所指涉者是該描述標本中之靈芝部分，而非牛樟芝部分。因此認為 Chang 與 Chou 於 1995 年之發表應為牛樟芝第一次有效（effective）及正當（valid）之發表。

五、Taiwanofungus camphoratus（Zang & Su）Wu,Yu, Dai & Su

Wu 等人（2004）於「中華民國真菌學會刊」發文指出，由牛樟芝 LSU rDNA 序列分析結果顯示，牛樟芝與 Antrodia 親緣性並不接近。認為牛樟芝不應屬於薄孔菌屬 Antrodia，因而提出多孔菌新屬：台芝屬（Taiwanofungus），作為牛樟芝之屬名。新屬並指定 1990 發表的 Ganoderma comphoratum 為其模式種。

前述一、三、五中，Ganoderma comphoratum、Antrodia camphorata 及 Taiwanofungus camphoratum 所指定之模式標本 HKAS 22294，原始係描述一個靈芝（Ganoderma） 菌種，明顯與牛樟芝不同。而目前牛樟芝 DNA 分子序列親源關係之研究仍在多方進行中，且亦出現有不同之見解（Wu et al., 2010; Tzean et al, unpublished），因此尚無法建立共識或形成定論。

參酌前述各項命名資料後，食品工業發展研究所認為 Chang 與 Chou（2004）之意見較符合「國際植物命名規約」之命名原則，因此目前選定 Antrodia cinnamomea 作為牛樟芝之學名，其模式標本（holotype）為 TFRI 119，同時並認定存放於本所生物資源保存及研究中心編號 BCRC 35396 菌株為模式菌株（ex-holotype）。希望在此基礎之上，各界持續關注此一台灣特有菇菌並且積極投入研發，使得牛樟芝之高經濟價值能夠充分發揮，造福民生。

培養方式的不同，決定牛樟芝的成分含量

由於牛樟芝的特色與價值，已在台灣創造出一股保健新潮流，這也是「台灣的驕傲」。近幾年來台灣有多家生技廠商相繼培養出牛樟芝，培養方式包括：液態發酵、固體培養、椴木栽培、創新子實體生成培養，其目的都是希望培養出與天然的牛樟芝相近之三萜類成分及有效的生物活性。

一、液態發酵

由於台灣發酵技術純熟，所以早期在產學界研究牛樟芝人工培育的方法大多數以液體發酵為主，利用 500 公升到噸級公升以上液體發酵

槽，進行菌種液體發酵以收取菌絲體，優點是培養時間短（一般約十天以內要收槽），且可獲得較高的多醣體含量（含培養基的養分），但缺點是無法取得野生牛樟芝特有的三萜類（苦味）成分，且與野生牛樟芝子實體所共有的成分相去甚遠。主要是因為牛樟芝菌種在高張的液體培養基內生長，而野生牛樟芝在野外樹幹（等張環境）上生長，其代謝產物有相當大的差異性。

而液體發酵的過程，是否會產生對人體有危害的代謝物，仍未有長期使用歷史的記錄和報導，故在產品的食用上與安全性仍有待觀察與評估。另外，牛樟芝液體發酵培養生產的目的，應非只生產菌絲體，而是對身體機能有益的二次代謝物質，亦即具有功效性的機能性成分，故需要更多的科學研究數據佐證，始能與野生牛樟芝相提並論。

二、固體培養

固體培養是以太空包、玻璃或塑膠器皿裝入五穀雜糧為培養基，以進行培養牛樟芝的方式生產。固體培養的產量如果要比液態發酵大，投入的器具與空間使用相對就需更大，成本也會比液態發酵高出許多；但在培養過程中可以產出三萜類成分。

已有科學數據（如動物試驗）證實固體培養的牛樟芝，功效與野生牛樟芝較相近，而且性能也比液態培養較為完整。缺點是無法將培養基做有效的分離，所以常將五穀雜糧的培養基一併收起，牛樟芝菌絲體達

不到實質的 5 ％，導致整體的活性下降，若要進行分離純化使生物活性提高，成本也會跟著提升不少，並會轉嫁於消費者身上。

固體培養的缺點是，收成後不容易將菌絲與五穀雜糧有效的分離，穩定性不佳，且培養的時間需長達 1 ～ 2 個月，耗時且成本高。

三、椴木栽培

使用牛樟樹的椴木來培育牛樟芝，生長期約 1 ～ 2 年時間，平均一年子實體生長直徑約 10 ～ 15 公分（野生牛樟芝平均一年生長直徑約為 7 公分左右）。缺點是椴木來源受到很大的限制，批次間的品質差異極大，造成品質穩定性不佳。

四、創新子實體生成培育技術

創新子實體生成培育技術有別於目前常用的液態發酵、固體培養及椴木栽培等方式，經改良為膠體生成培育技術，經主題分析、目的機能明確化、特性、因素的選定與配置，及統計分析的數據解析最後確認培育的方法與條件。創新子實體生成培育技術方式，培育過程中不需砍伐任何一株大自然的樹木，培養時間也僅需 4 ～ 6 週，與椴木栽培及固體培養相比，可以大幅縮減培育時間；且於微環境監控，減少雜菌污染的風險。

創新子實體生成培育技術可產生子實體特有的三萜類成分樟菇酸

A、B、C、K，而且不需將菌絲與固體培養基分離，批次間整體活性品質穩定。培育空間循環使用率高，培養載具可堆疊，產能大幅提升，品質穩定，生產成本、人事費用相對減少，生產流程可以標準化、自動化量產。

　　前述各栽培法整理比較列表如下：

	創新子實體培育法	野生牛樟芝的生長	液態發酵法	固體培養（太空包)	椴木栽培
培育技術	創新培育方式，可同時培養出優越的牛樟芝子實體與菌絲體，且不會破壞大自然環境。	牛樟樹幹腐朽之心材內壁或枯死倒伏之牛樟木材陰暗潮濕之表面生長出牛樟芝子實體。	利用噸級以上的液體發酵槽進行菌種液體發酵，以收取菌絲體。	將牛樟芝菌種以太空包或器皿進行菌絲體培養。培養基含有纖維物、醣類、五穀雜糧類等，宣稱子實體。	利用牛樟芝原有宿主牛樟樹椴木（保育類植物）栽培牛樟芝，宣稱子實體。
品質活性	品質穩定、且經證實為最好，成分最接近野生牛樟芝。	品質功效最好。	品質雖穩定，但功效與活性為各類形式中相對較弱。	品質不穩定，批次間差異很大。	品質尚未獲得明確的證實。

特有成分（指標）	1.可培養出野生牛樟芝「特有的有效三萜類」。 2.有效性多醣體。 3.含有野生牛樟芝特有指標成分：樟菇酸A、B、C、K。（經農委會鑑定證實）	1.三萜類。 2.功效性多醣體。	1.多醣體。 2.菌絲體三萜類。	宣稱能獲得與野生牛樟芝子實體相近的成分，但未明確證實。	若以真正牛樟樹及正統菌株，並有效控制生長環境，理論上能獲得與野生牛樟芝相同之成分。
培育時間	28天可收成，且可標準化、自動化量產。	長達1～5年。	約7～14天左右。	約需3個月。	要取得有效成分，培養時間至少需1～3年。
缺點	培養成本稍高於液體發酵。	1.培養時間長。 2.野生菇菌類極易吸附重金屬。 3.政府已列為保育類，禁止盜伐及買賣，取得不易。	1.無法取得野生牛樟芝特有的三萜類。 2.無法培養出子實體，功效性較差。	1.培養時間長。 2.培養成本高。 3.無法量產。 4.牛樟芝與太空包培養基不易分離，每單位實際牛樟芝成分含量低，品質不穩定。	1.培養時間長。 2.培養成本高。 3.無法量產。 4.真正牛樟樹之椴木，取得不易。

最接近野生牛樟芝的成分

　　早期牛樟芝的運用，由名中醫吳沙大量運用在肝炎患者治療上，以及抗癌、抗病毒、免疫調節等領域。由於當時研究資源有限，並不知道何種成分對人體的健康是有幫助，一直到這幾年，才發現牛樟芝有許多的生理活性成分，如多醣體（polysaccharides）、β-葡聚醣、三萜類化合物（triterpenoids）、超氧歧化酶（superoxide dismutase：SOD）、腺苷（adenosine）、蛋白質（含免疫蛋白）、維生素（Vit.B、菸鹼酸、麥角固醇〔ergosterol〕）、微量元素（鈣、磷、鍺）、核酸、凝集素、氨基酸、固醇類、木質素、血壓穩定物質（antrodia acid）等。功能包括有：抗腫瘤、增加免疫能力、抗病毒、抗過敏、抗高血壓、抑制血小板凝集、降血糖、降膽固醇、抗細菌、保護肝臟等。

　　以下分別針對幾項重要的活性成分加以說明：

● 有效活性多醣

　　「多醣」顧名思義就是由很多單糖類（葡萄糖）等結合而成，帶有氫分子（H）與氧分子（O），且兩者的比例和水分子一樣是 2：1，都屬醣類。在營養學的觀點，被視為能量的主要來源。

　　澱粉也是由許多多醣所組合成，但卻因為分子結構的差異，使得澱

粉和牛樟芝多醣在進到人體腸道之後,會出現兩種截然不同的結果。兩者都是以葡萄糖為單位相連形成的聚合物,澱粉的葡萄糖是以($1 \rightarrow 4$)$-\alpha$ 為主鏈相連接,而牛樟芝多醣的葡萄糖則是以 $-\beta$ 為主鏈相連接。

　　真正「多醣」對人體免疫調節扮演著重要的角色。有些具有特殊功能的多醣,像是 β-D-glucan(β-D-葡聚醣),主要負責防禦人體健康的免疫細胞與細胞辨識彼此、互相溝通的媒介。像是告知身體該動員哪些免疫軍隊、發射哪些防衛武器、應該準備哪些抗體……等。

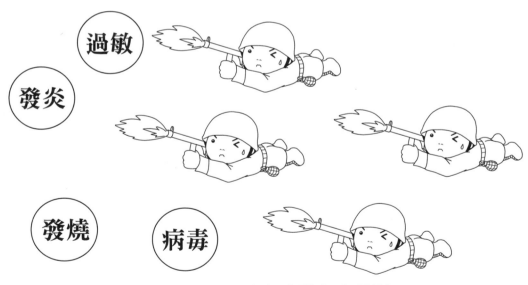

活性多醣體免疫部隊

這些特殊功能多醣體之分子量大致區隔為三類：（A）分子量在
3000 ～ 5000 左右者，具有降低血糖之功能。（B）分子量在 10,000 ～
100,000 之間者，具消炎的作用。（C）分子量在 30,000 以上者，則具
有抗腫瘤作用，且分子量越大效用越佳。牛樟芝所含之多醣體屬於雜
多醣，除葡萄糖外，還有木糖、甘露糖、半乳糖等，像是 β-D-glucan
（β-D- 葡聚醣），能透過刺激巨噬細胞、T 淋巴細胞、B 淋巴細胞以及
自然殺手細胞等，增強免疫功能，進而達到抗腫瘤的效果。另外，牛樟
芝的特殊功能的活性多醣亦具有抗過敏、調節血糖、降血脂、降血壓與
抗氧化之功效。

● 三萜類

　　三萜類是牛樟芝最重要的化學成分之一，也是牛樟芝之萃取物中
苦味成分的來源，將天然牛樟芝的乾品含於口中，則為辛苦之感。每種
靈芝內的三萜類含量約 1 ～ 3%，而牛樟芝擁有 15 ～ 45% 的三萜類含
量，超越靈芝許多，故有靈芝之王的稱號。
　　許多科學研究也證實三萜類有以下功效：

1. 抗腫瘤活性：

　　三萜類化合物有抑制肝癌細胞增殖與促進癌細胞死亡作用，扮演著
抗腫瘤活性調節之重要角色。

2. 降低血壓：

三萜類化合物能有效的抑制 ACE（Angiotensinconverting enzyme）的活性，進而降低血壓。

3. 保肝作用：

對肝受損之動物，牛樟芝能降低 SGPT（肝細胞壞死指標），具有解毒作用，可促進肝細胞再生，提升肝臟功能。

另外，也具有抑制組織胺的釋放，防止過敏、中風、發炎，促進血小板凝集等功能，因此三萜類含量及種類越多，則越有醫療價值。

● 超氧岐化酶

超氧岐化酶，又稱「超氧岐化酵素」（SOD：Superoxide Dismutase），乃牛樟芝重要化學成分之一，為生物體內清除超氧自由基[註1]的首要酵素。當生物體內進行正常的代謝、活化，或是解毒作用等有氧代謝過程時，所產生的活性氧群（ROS：Reactive Oxygen Species）。最常見的活性氧群有，過氧化自由基以及氫氣自由基，對人體往往會造成許多的病變，如 DNA 傷害、致癌，及細胞退化造成老化現象。超氧岐化酵素是

註1：什麼是自由基呢？簡單的說，自由基就是「帶有一個單獨不成對的電子的原子、分子、或離子」，它們可能在人體的任何一個部位產生，例如粒腺體，是細胞內產生能量（進行氧化作用）的主要位置，因為是進行氧化作用的地方，因此也是產生自由基（過氧化物）的主要地點。據估計 80～90% 疾病都直接或間接受自由基的氧化傷害而造成的，自由基可以稱之為百病之源。

圖 3-1　自由基是百病之源

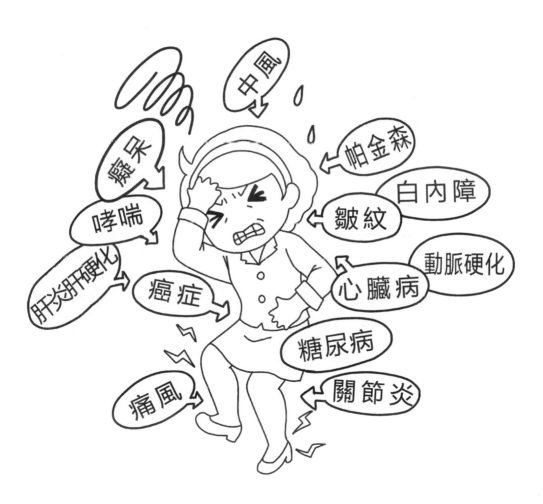

圖 3-2　牛樟芝與其他食物超氧岐化酶含量比較示意圖

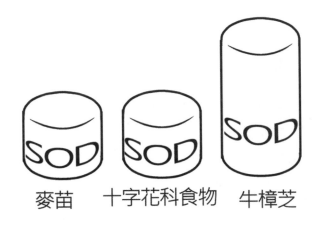

麥苗　　　十字花科食物　　牛樟芝

生物體內清除超氧自由基的首要酵素，具有高抗氧化機能，可有效抑制
活性氧群對人體造成的病變，並去除自由基。

　　研究顯示牛樟芝具有保肝解毒的能力，其機轉與抗氧化酵素的功能
有著極大的關係。

最後，我們將牛樟芝的重要活性成分與其功效，整理列表如下：

重要活性成分	功效
三萜類化合物	• 促進癌細胞死亡。 • 抑制肝癌細胞增殖。 • 修復肝臟，提升肝臟機能。 • 降低血壓，防止中風。 • 抗發炎。 • 雙向調節免疫功能。 • 調整血壓、降血脂。
樟菇酸A、B、C、K	• 抑制發炎反應。 • 抑制淋巴癌細胞。
超氧岐化酵素	• 抗氧化，去除自由基。 • 抗發炎。 • 防止細胞病變。 • 延緩老化。

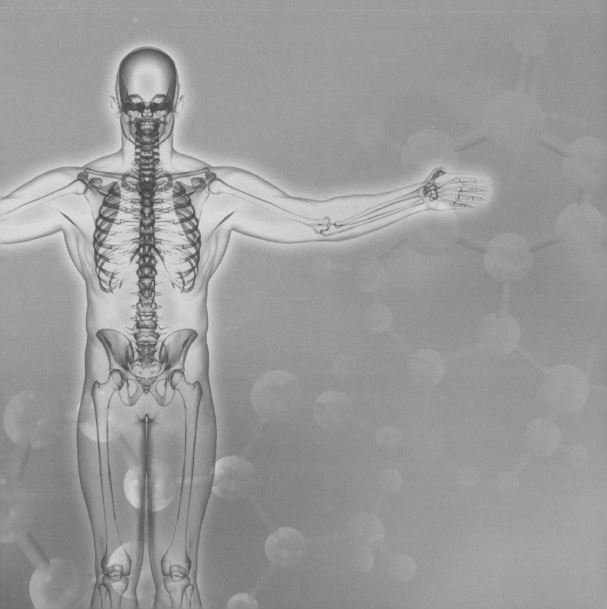

| 第四章 |

牛樟芝的活性成分與療效

　　台灣國寶「牛樟芝」對人體健康的助益，越來越廣為人知，由於野生牛樟芝已經列入保育，導致市面一公斤的牛樟芝已經喊價到數十萬元；許多生物科技公司為推廣「森林紅寶石」牛樟芝，不斷投入研究，目的都是為了培養出與野生牛樟芝相近的成分；從 1990 年第一次牛樟芝的菌種發表，到現在已經 20 年，如何判別牛樟芝好壞，卻仍然一直沒有定案，也一直是牛樟芝市場的話題。

　　有鑑於此，最近張東柱博士發展出一套鑑定「牛樟芝子實體」的方法，利用牛樟芝具有作用的子實體關鍵成分「樟菇酸 A、B、C、K」，來鑑定市售膠囊產品，是否為牛樟芝子實體或是菌絲體。

　　圖 4-1 是張東柱博士採用野生牛樟芝子實體，利用 HPLC[註1] 知道活性成分樟菇酸 A、B、C、K 圖譜。

如何分辨牛樟芝

　　目前市面上牛樟芝的產品，大約可分為野生子實體，及人工培養的菌絲體或子實體。一般而言，野生子實體多以不加工的冷凍新鮮菇體出售；而人工培養的菌絲體或子實體，多以粉狀膠囊包裝。對消費者而

註 1: 高效能液相層析（ High performance liquid chromatography ），簡稱 HPLC。高效能液相層析法適用於半揮發性和非揮發性化合物或遇熱易被分解的待測物。

圖4-1 野生牛樟芝子實體HPLC圖譜

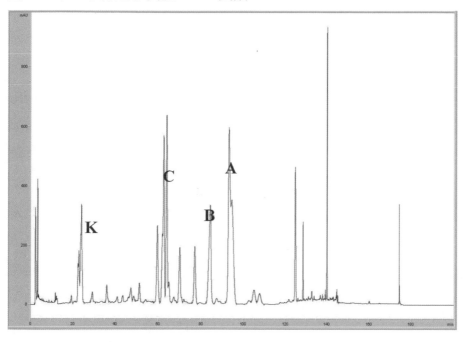

資料來源：張東柱博士，2005
A：zhankuic acid A；B：zhankuic acid B；C：zhankuic acid C；K：antcin K

言，菇體的產品比較容易辨識；而裝在膠囊中的產品，則無從評估它的真實性及價值性。

　　張東柱博士曾經自市場隨意購買五種牛樟芝的產品，其中三種標示為菌絲體，兩種標示為子實體，經由酒精萃取及 HPLC 的分析，結果顯示三種標示為菌絲體的產品，確實檢測出菌絲體的三萜類及單酚類。

在標示子實體的產品中，有一種僅檢測出菌絲體的三萜類及單酚類，因此，它應該只是菌絲體而不是子實體。另一種則未檢測出任何牛樟芝子實體及菌絲體的三萜類，顯然這項產品並不含牛樟芝的任何成分。

民國99年6月的「牛樟芝標準制定研商會議」中，牛樟芝的鑑定標準，終於有了初步的結論：以原生牛樟芝子實體為主題，制訂特有指標成分、國家標準及其鑑定標準。此次參與的單位包括：行政院農業委員會、行政院農業委員會林業試驗所、行政院衛生署食品藥物管理局、經濟部工業局、經濟部技術處、經濟部生物技術與醫藥工業發展推動小組、食品工業發展研究所、中華穀類食品工業技術研究所、醫藥工業技術發展中心、工業技術研究院生技與醫學研究所、生物技術開發中心、台灣保健食品學會、台灣牛樟芝產業聯盟、科捷生物科技股份有限公司等，官、學、研、產各方代表共聚一堂。

上述張東柱博士發展出的「牛樟芝子實體」鑑定方法，這個成就與結論，對於國家標準的制訂，提供一個非常強而有力的佐證與參考。

CAC101[註2]研發團隊也應用自己獨步全球的「牛樟芝」培養技術，成功研發出、經由行政院農業委員會林業試驗所驗證，含有樟菇酸A、B、C、K成分的牛樟芝。而且為了更能穩定管控大量培育的品質狀況，CAC101研發團隊更從林業試驗所將張東柱博士的「牛樟芝子實體」這套鑑定方法，技術移轉，作為大量培育的品質鑑定。

真假牛樟芝，DNA見真「樟」？

您一定聽過利用「親子DNA鑑定技術」找回親生父母的新聞事件，您知道牛樟芝也可以驗DNA嗎？其實牛樟芝就像人與動物一樣都有DNA，透過DNA鑑識、比對就可以判別牛樟芝的真偽。台灣野生牛樟芝屢傳出有盜採與販賣假貨事件，調查局為了嚇阻犯罪，因此研究出利用DNA鑑識，來判定真假牛樟芝；但卻無法分辨牛樟芝成分的多寡

註2：CAC101研發團隊由多位經歷背景豐富之專家組成，分別有：真菌培養、植物病理、生物醫藥、生化統計、營養免疫、食品科學等，並邀請傳統藥物、基因體科學、化學分析、天然物分析，微脂體抗癌藥物研究等多位國內知名博士參與指導，成功的研發出不同於業界的「三可一不會（見下圖說明）」創新培育技術。牛樟芝培育從菌株接種到收成，可完全在標準化條件中進行量產，確保每批培育出的CAC-101都具有穩定的野生子實體特有的成分——樟菇酸A、B、C、K與牛樟芝有效的三萜類及多醣體。

CAC101 牛樟芝三可一不會創新培育！

培育技術	成分分析	功效分析	量產技術
1	**2**	**3**	**4**
創新專利培育方式，不會破壞大自然環境，可同時培養出優越的牛樟芝子實體與菌絲體。	可培養出野生牛樟芝「特有之有效」三萜類樟菇酸A、B、C、K與特有有效性多醣體。	可培育出活性高、品質穩定的牛樟芝（通過體外與體內試驗）。	培養時間短，可標準化、自動化量產，品質可穩定監控，大幅降低產成本。
不	**可**	**可**	**可**

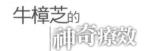
與種類。牛樟芝的子實體與菌絲體，與野生牛樟芝的 DNA 相似度可以高達 99.99%，因此，牛樟芝 DNA 鑑定技術是否能分辨成分的好壞，就值得深究了！

牛樟芝的活性成分與療效

前面提過，牛樟芝有多種活性成分，以下分別針對這些成分對人體的功效加以說明：

●牛樟芝的多醣體對肝臟發炎有幫助

人體的肝臟會因為病毒、藥物、毒素、酒精的破壞，而造成肝細胞損傷、變性、發炎，以致無法發揮肝臟的正常功能，產生發炎反應，就是一般常說的「肝炎」。在張東柱博士利用來鑑定產品是否為子實體的關鍵成分樟菇酸 A、B、C、K，就具備抗發炎效果。最近中興大學校長蕭介夫與森林系副教授王升陽的研究中，也證實牛樟芝中獨有的「安卓凱因 A（Antrocamphin A）」具有降發炎的效果。

安卓凱因 A 是牛樟芝中特有的成分，透過實驗證實，能夠藉由抑制急性發炎白老鼠體內所產生的促發炎物質：一氧化氮自由基及前列腺素濃度，達到抑制白老鼠體內的發炎反應。當「安卓凱因 A」的濃度越

高，代表抑癌、肝臟解毒功能的「抗發炎」效果也越強。

　　除此，牛樟芝還含有許多抗氧化物質，如超氧歧化酶（SOD）、多酚類、維生素 C 及維生素 E 等。一般保肝藥物，常以抗自由基能力效果作為評估。許多研究顯示牛樟芝具有顯著的抗氧化效果，能提升肝臟抗氧化酵素與抑制肝組織脂質產生過氧化，且可減輕由四氯化碳引發動物的肝纖維化程度，與穀草轉氨酶（GOT）、穀丙轉氨酶（GPT）的下降。

　　科捷生物技術股份有限公司委託財團法人生物技術開發中心所做的 CAC101，對被四氯化碳誘導肝受損之大鼠治療效果發現，CAC101 不論是在修復肝纖維化或減輕穀草轉氨酶（GOT）、穀內轉氨酶（GPT）的下降效果更勝於水飛薊保肝效果（參見下頁圖 4-2）。日前醫界曾將以干擾素[註3]進行治療 B 型肝炎的病患，併用牛樟芝作為輔助療法，結果發現，具有提升體內 B 細胞及毒殺型 T 細胞之免疫反應，進而減少 HBV DNA[註4]病毒量，提升 e 抗原轉陰率的比例（指 e 抗原消失且產生 e 抗體）。

★改變肝指數，更愛自己

高雄林先生　貿易商業務　34 歲

註 3：干擾素是一種蛋白質，當人體在遇到病毒入侵時會自動產生，是人體內對抗病毒入侵的最快反應部隊；當體內的干擾素製造不足時，就會增加疾病感染的嚴重性。
註 4：HBV DNA：是 B 型肝炎病毒的遺傳物質，HBV DNA 可以在病毒顆粒中發現，這些病毒顆粒從被感染的肝細胞釋放到血液中。

圖 4-2 CAC101 對被四氯化碳誘導肝受損之大鼠的降低肝纖維化治療效

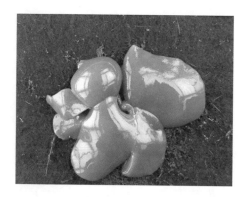

為正常沒有任何病變的正常肝臟。

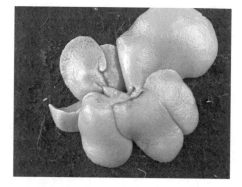

未使用任何藥物或保健食品治療的肝臟。
肝臟呈現中度肝腫大及嚴重纖維化病變。

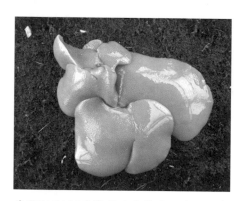

使用CAC101牛樟芝治療後的肝臟。肝臟
呈現輕微的肝臟腫大，並無纖維化之病變。

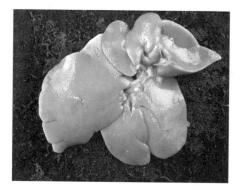

使用醫療院所常用的保肝藥品水飛薊
（Silymarin）治療後的肝臟。肝臟呈現中
度的肝臟腫大，但並無纖維化之病變。

由於工作所需，林先生每周都需要與客戶應酬，而吃飯往往無酒不歡，甚至還有第二攤、第三攤，一個晚上至少喝掉半瓶至一瓶的烈酒，但更讓林先生難過的是，隔天早晨醒來後，宿醉導致頭痛昏沉，還得進公司處理公務，這些痛苦在林先生開始服用牛樟芝後，終於得到了改善，酒後的宿醉感幾乎消失了，同時因長期飲酒所造成的肝指數過高（GPT ～ 80U/L）的情況，也下降至正常值（GPT ～ 35U/L）了，讓林先生對牛樟芝神奇的功效稱讚不已。

★食用牛樟芝兩個月後，不再受酒精性肝炎的困擾，肝指數也下降了
彰化許先生　台商（餐飲業）　55歲
　　在彰化從事餐飲業多年的許先生，十年前開始進軍上海餐飲市場，為了要在競爭激烈的市場中廝殺出一條活路，交際應酬喝酒不斷，導致肝臟嚴重受損，酒精性肝炎更嚴重影響他的身體與精神狀況。後來，友人特地從台灣帶牛樟芝送他，並要求他必須天天服用。許先生之前就聽說過許多牛樟芝的神奇功效，於是抱著姑且一試的心態，開始每天服用牛樟芝；經過兩個月的調養之後，他感覺精神狀況逐漸好轉，食慾也恢復，肝指數下降30%，目前持續服用中。

★油漆導致肝臟嚴重的化學性損傷，食用牛樟芝半年，肝硬化改善了
新莊吳先生　油漆行　30歲

　　吳先生 15 歲就開始當油漆工學徒，25 歲自行創業，由於他的勤奮，油漆生意蒸蒸日上，但長期接觸大量的化學揮發物，不知不覺中肝臟已受到嚴重的化學性損傷，才 30 歲肝臟卻已經嚴重纖維化（肝硬化）；他服用醫生開的藥物，但僅能維持不再惡化，卻無法改善肝臟機能；服用牛樟芝子實體膠囊半年之後，肝硬化的情況竟然好轉了，不但精神體力恢復許多，睡眠品質也改善了！吳先生表示，當初也只是死馬當做活馬醫的心態，沒想到牛樟芝竟可以治療肝硬化，真是太神奇了。

★食用牛樟芝一個月，C 型肝炎病毒數下降，睡眠品質改善
台中游小姐　退休人員　50 歲

　　游小姐為 C 肝帶原者，擔心肝臟病變，所以接受干擾素治療[註5]，治療期間，病毒數有明顯下降，但停藥後 ALT、AST 及病毒數卻又一路回升；後來在朋友的推薦下，游小姐服用了牛樟芝，初期，睡眠品質就明顯改善，現在不需靠安眠藥就能安然入睡。一個月後再去醫院檢查，ALT、AST 指數也明顯下降（120->95；89->58），精神及氣色也逐漸轉好，後來，游小姐再度鼓起勇氣接受第二次的干擾素治療，同時服用牛樟芝，不僅副作用減輕許多，也成功治好了 C 型肝炎。

註5：目前唯有 α 干擾素（α-Interferon，包括傳統短效型及長效型）和雷巴威林（Ribavirin）抗病毒藥劑，是美國食品藥物管理局（FDA）以及台灣衛生署所核准可用來治療 C 型肝炎的藥物。其中療效最好的治療方法是：α 干擾素和雷巴威林一起並用。然而，以α 干擾素合併雷巴威林治療，對感染 C 型肝炎病毒治療效果只有 50% ～ 80% 的成功率，且副作用亦不少。

● 牛樟芝可以預防心血管疾病

談到心血管疾病殺手，就不能不提到低密度脂蛋白（壞的膽固醇），當低密度脂蛋白（壞的膽固醇）受到自由基氧化就會在血管形成粥狀斑塊；如果在腦部血管發生粥狀斑塊破裂產生血栓，就會造成腦部的血流阻塞，致使腦細胞壞死，即俗稱的「中風」。

許多研究發現牛樟芝具有良好的抗氧化能力，具有保護血管內皮細胞自由基誘發的氧化傷害及低密度脂蛋白（壞的膽固醇）遭受自由基氧化，進而降低動脈硬化的發生。此外，牛樟芝也具有能夠降低血壓的三萜類化合物，有效降低中風發生率。

● 牛樟芝有抗疲勞作用

你最近看起來好累喔！是不是肝臟不好？其實疲倦感多半是因為工作太忙、壓力過大，或睡眠不足而引發的；如果是肝臟引發的疲倦，通常意謂肝出問題了！例如肝炎、猛爆性肝炎、肝硬化末期、肝癌末期。

牛樟芝含有維生素 B_6、菸鹼酸及 γ-胺基丁酸，所以具有抗疲勞的效果。其中維生素 B_6 協助大腦與神經的葡萄糖供應，且協助色氨酸轉換成與能量的新陳代謝息息相關的菸鹼酸。缺乏菸鹼酸，會阻斷細胞的熱量供應通路，使身體產生疲憊感。而 γ-胺基丁酸是一種神經傳導物質，可以抑制或阻斷神經細胞過度興奮，讓身心狀態寧靜、平和及放鬆下來。

★空中飛人的我，食用樟芝後，疲倦感不見了！

吉川宜峰總經理　台灣樹之惠本舖中村有限公司

　　吉川先生由於工作需要，常常往返香港、日本、中國與台灣之間，再加上他對事情要求完美及負責任的態度，相對造成沉重的壓力，導致身體容易疲勞，經常出現倦容。

　　在一次與研究牛樟芝生技公司的總經理洽談公務時，他發現到牛樟芝是如此的珍貴，而對愛護地球深有感觸的他，對於牛樟芝栽培採用不破壞大自然的方式，非常認同。

　　對健康產品有研究的他，當然也親身體驗商品效果。於是他開始每天早上食用2顆，結果發現自己不僅體力增加，臉上倦容也不再。目前，他開始在商務旅行袋中也隨時備妥牛樟芝膠囊，以便身體可以在面臨時差時能快速調整。

★長時間處在電腦機房附近工作，身體疲勞度降低了

高雄　陳先生　34歲

　　陳先生由於上班時間大部分處在機房附近工作，很容易受電磁輻射影響，雖然公司有裝設防電磁輻射的機器，但身體還是很容易疲勞，例如開車或者跟朋友出去時，不到2小時就會覺得很累，陳先生覺得自己的身體比同年齡男性的體力差很多。在跟陳太太的姐姐抱怨這個問題時候，陳太太的姐姐是專業營養師，在她的建議下，食用牛樟芝14天

後，明顯感覺身體精神變好，偶爾需要熬夜時，也都會在晚餐後食用，以避免隔天太疲勞，目前仍在食用牛樟芝來調養身體。

★輪夜班的疲憊感消失了，皮膚和體力也都變好了！
中壢黃小姐　護士　28歲

　　從事醫護工作的黃小姐，經常需要輪值大夜班，日夜顛倒的作息使黃小姐的臉及背部都出現許多痘痘，為此她嘗試了許多辦法想要調理自己的身體，由於黃小姐的媽媽有服用牛樟芝保養身體的習慣，因此她叫黃小姐也服用牛樟芝，剛開始具有醫學背景的黃小姐有些排斥中草藥，認為多半是廣告噱頭，但看了中興大學教授發表的文章，述說台灣國寶

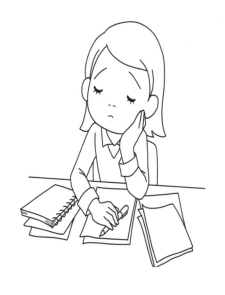

牛樟芝含有維生素B6、菸鹼酸及r-胺基丁酸，所以具有抗疲勞作用。

牛樟芝具有良好的抗發炎效果；因此黃小姐抱持著姑且一試的心情，便開始服用牛樟芝，在服用牛樟芝幾天之後，她發現臉上及背部的痘痘開始慢慢消失，輪值完大夜班之後，也不會有非常嚴重的疲憊感出現。

● 牛樟芝具抗腫瘤活性

　　牛樟芝是極為珍貴的藥材，民間相傳具有治療食物中毒、腹痛、癌症及解毒的功效，目前在抗癌藥劑的研究上也廣為盛行。許多研究顯示牛樟芝具有抑制癌細胞生長與轉移效果，在對抗癌症上扮演進可攻，退可守的角色。馬偕醫院於日前發表的牛樟芝活性成分可有效抑制胰臟癌及白血病細胞；在研究中使用不同劑量實驗發現，使用少量馬偕一號[註6]，只要三天，白血病細胞會出現「有絲分裂風暴」，啟動癌細胞不正常分裂，並導致癌細胞壞死，抑制癌細胞效果高達97％；對最頑強的胰臟癌細胞抑制率也高達六成至八成，讓癌細胞快速凋亡。

　　牛樟芝也有毒殺肝癌細胞的效果，主要機制為促進癌細胞產生凋亡，降低癌細胞產生抗藥性，使藥物更容易進入肝癌細胞中，提升藥物的毒殺作用。

　　《自由時報》也曾報導，醫界曾將牛樟芝配合抗癌化學藥物，結果

註6：馬偕一號：從牛樟芝20多種成分中，萃取出特有的活性化合物「去氫硫色多孔菌酸化合物」，命名「馬偕一號」。
　　　萃取自人工栽培的牛樟芝，這個成分存在於野生牛樟芝中，但馬偕團隊的研究是由張東柱採特殊人工栽培，在牛樟芝菌絲體及子實體中取得。

發現腫瘤指數 AFP 從 83000 降為 27000，治療六個月後，肝臟腫塊由 8 公分縮小為 5 公分。許多正在進行化療的患者都表示，服用牛樟芝後，許多化療產生的不適症（噁心、嘔吐、疲倦）都獲得不錯的改善。因此牛樟芝與抗癌化學藥物合併時，扮演良好輔助性角色。

牛樟芝除了對抑制肝癌有不錯的效果，對骨癌、肺癌、乳癌及子宮頸癌細胞也都有不錯的抑制效果。因為牛樟芝子實體的關鍵成分樟菇酸 A、B、C、K 具有抑制淋巴癌細胞生長。

● 牛樟芝具有不可忽視的免疫力調節

牛樟芝具有雙向調節免疫的功能，能強化免疫系統，更能調整過剩的免疫力。牛樟芝可以透過對於樹突細胞的活化及 T 細胞的分化，來改

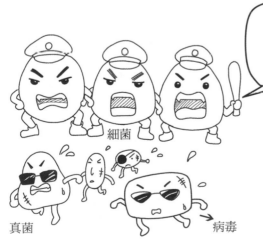

巨噬細胞的吞噬作用為身體對抗外來細菌、病毒、真菌及寄生蟲的主要防禦機制，同時也是抗腫瘤作用的重要機制之一。

細菌

真菌　　　　　病毒

善因為免疫系統過強所造成的疾病（如：異位性皮膚炎、紅斑性狼瘡）。此外，牛樟芝的有效成分也能促進巨噬細胞活性增強，與增加巨噬細胞的數目，顯著提高巨噬細胞的吞噬指數和吞噬百分率，加速人體的廓清能力。當吞噬能力越強，代表身體的免疫力也就越高。巨噬細胞在免疫系統中有重要作用，為身體對抗外來細菌、病毒、真菌及寄生蟲的主要防禦機制，同時也是抗腫瘤作用的重要機制之一。

牛樟芝的有效成分還能提高人體的免疫球蛋白，抑制過敏性介質的釋放，增強機體免疫防禦機制和監督作用，維持機體正常免疫狀態，有益於身體健康長壽。

雙向調節免疫力

最新的醫學研究證實，許多疾病歸因於免疫失調，過低或過高都是失調，「平衡」是免疫系統最重要關鍵。免疫力不是越強越好，免疫反應太強叫「過敏」，會影響人體的免疫調節系統，易導致多發性硬化症、紅斑性狼瘡、乾燥症、重症肌無力等自體免疫疾病；但太弱也不行，容易有細菌、黴菌和病毒感染風險，也易使人罹患癌症；所以免疫力需要相對均衡。

★調整免疫系統，神清氣爽一整天

南投李小姐　上班族　38歲

李小姐自小體質虛弱，很容易疲累，學生時代為了做實驗，時常熬夜，身體也常感到不適或生病，尤其是免疫力差的時候，疲倦感的狀況更是明顯，健康檢查也查不出有什麼大問題，她因此困擾不已，試過運動、調整作息、飲食改善，但成效都不佳。

這幾年不論電視上或是市面上都在宣傳牛樟芝的神奇，她於是嘗試的吃了一段時間，結果竟明顯感覺精神變好，可以神清氣爽過一天，真是開心極了。

★改善關節疼痛，恢復戶外活動生活

台北王先生　退休人員　56歲

王先生從年輕時就喜愛登山，現在已經56歲了，還是每個週末都會去爬山健行，但不知從何時開始他走路時，發現膝蓋都會隱隱作痛，爬山時這種疼痛更明顯了；最近走路時膝蓋竟開始劈啪作響，雙腿變成O字型，也迫使喜愛登山的王先生就此被關在家裡，王先生的兒子買了維骨力想為父親補充關節潤滑結締組織，但是，疼痛感還是存在，王先生兒子便將自己在食用的牛樟芝拿給父親試試，沒想到，幾週後，王先生膝蓋的不適感大幅獲得改善，又可以到戶外自由走動了。

● 牛樟芝對糖尿病的影響

約有90～95%的糖尿病患者，是屬於非胰島素依賴型，或稱為第

二型糖尿病。這類型糖尿病多半有胰島素阻抗問題；胰島素阻抗會使葡萄糖無法正常進入組織器官，因而造成血糖過高；就像是收音機的天線接觸不良，將無法接收訊號。研究發現，牛樟芝具有提高胰島素的敏感度，能改善胰島素阻抗問題。

此外，牛樟芝不但有調節血糖之效果，對於糖尿病患者經常會有的血脂肪過高、高血壓、心血管疾病等方面之疾病，也都有良好預防與保護效果。

★糖尿病穩定控制

台南詹小姐　門市店員　41 歲

現年 41 歲的詹小姐，家族當中並未曾出現糖尿病史，卻長期深受口乾舌燥，容易口渴的問題所擾，後來經醫師診斷，竟是罹患了依賴型糖尿病，從此她的人生邁入黑暗時期。為了控制病情，詹小姐多年以來，必須不斷注射胰島素以控制血糖濃度。在飲食上也嚴格控制，但詹小姐仍很害怕會引發腎臟病變、眼疾、血糖過高或過低、酮症酸中毒、足部病變或神經功能退化等併發症。後來在弟弟的推薦下開始食用牛樟芝，想不到一個多月以後，血糖值竟明顯獲得改善，且胰島素的使用量也逐漸減少。目前詹小姐除了維持正常的療程外，亦搭配牛樟芝作為輔助及保健之用。

● 牛樟芝能明目保肝

中醫醫理認為，肝開竅於目，五臟六腑的精氣都上注於目。因為肝臟系統在人體主要扮演藏血和疏泄，類似儲存身體的養分，和調節新陳代謝功能；所以傳統中醫認為，眼睛的退化所引起的身體不適，可能是肝的調節功能出現異常。有科學研究指出，當肝臟健康的時候，臟器內肥嫩慵懶的星狀細胞能儲存脂肪及身體 90％的維生素 A。當肝臟發炎，星狀細胞會受到一些生長因子或是發炎細胞素的影響，開始增生和製造膠原蛋白，進入活化狀態。活化狀態中的星狀細胞，會將脂肪排除，也釋出儲存的維生素 A，造成身體的維生素 A 不足，因而眼睛乾澀、視力模糊、甚至夜盲症。此外，當肝臟代謝脂質能力異常，而出現高血脂時，提供眼睛養分的細微綿密血管就很容易受到高血壓或高血脂的傷害，導致血管壁硬化或形成血脂塊，使得視網膜血管被阻塞，造成眼睛中風。

所謂「預防勝於治療」，要避免肝臟的病變，就要從日常的生活保健做起，藉由保肝聖品牛樟芝調理肝臟機能，促進肝臟新陳代謝，能幫助營養素完整送達眼睛。牛樟芝也具有良好的抗氧化效果，能減少體內自由基對眼睛所產生之傷害，避免青光眼、白內障、黃斑部退化等病變。

★長期接觸化學藥劑引起的紅腫居然不見了

台北李小姐　清潔人員　40歲

　　從事清潔工作的李小姐，總是身處在漂白水及一些清潔用的化學藥劑之中，她也知道這些化學藥品對身體不好，但為了幫忙家庭經濟，還是得繼續工作，長期下來，身體的疲憊感越來越嚴重，尤其是眼睛經常出現紅腫的現象，一直困擾著她；後來在一位朋友熱情的推薦下，開始服用具有解毒功效的牛樟芝，結果眼睛紅腫的問題居然消失不見，精神也逐漸恢復以往的活力，不會很容易疲憊了。

● 減少酒精對肝臟的損害

　　牛樟芝在傳統療效中，具有解酒、解宿醉的功能，中興大學研究也證實牛樟芝子實體及其菌絲體可保護肝臟免受酒精傷害，因為牛樟芝在酒精代謝過程中，會強化肝臟的抗氧化能力與加速清除自由基。

★應酬前食用牛樟芝膠囊，隔天不宿醉

新竹張小姐　電子廠工程師　28歲

　　在一次朋友聚會中，張小姐的朋友給她一瓶牛樟芝膠囊，告知她牛樟芝有排毒、預防感冒（提高免疫力）、提升肝臟機能、甚至治療癌症等神奇的功效，張小姐半信半疑的心想吃吃看，第一次服用時，剛好是公司員工聚餐日，大家都暢快的飲酒，放鬆心情；平常不常喝酒的張小

姐，在喝了幾杯酒之後，居然一點醉意都沒有，才想起自己在聚餐前服用了牛樟芝膠囊。之後她便定期服用，現在不僅很少感冒生病，氣色也變得很好，皮膚的暗沉也都不見了，讓她開心極了。

如何選擇牛樟芝商品──「同款，不同師傅」

市面上的牛樟芝商品種類不少，消費者該如何選擇呢？基本上，有幾點可以做為選擇標準：

1. 選子實體或菌絲體？

市面上牛樟芝產品種類眾多，原料不外乎為子實體與菌絲體兩大類，許多消費者多有這樣的疑問：該選擇菌絲體還是子實體？菌絲體是什麼？子實體又是什麼？以香菇為例，傘狀的部分就是子實體，才能產生孢子，也就是有繁衍後代的能力。當子實體成熟時，會釋放出孢子；使孢子在足夠的養分供給之下開始長成菌絲體。

菌絲體大量生長以後，碰到了同種的靈芝、或不同性別菌絲體的時候，就會交配，產生具有「繁殖能力」的雙核菌絲體。當雙核菌絲體累積到足夠大量的時候，便又會長出子實體。菌絲體的生長期大約只需三星期，成分大多為多醣體；子實體則生長得很慢，一年才長 0.1 公分，

成分除了多醣體，還有三萜類、微量元素等。其中三萜類可抑制癌細胞、調整體質、抗氧化，多醣體則可提升免疫力。該選擇菌絲體還是子實體，就像該選擇充滿魚蛋的大魚還是剛孵化出來的小魚一樣，答案很清楚，不是嗎？

表 4-1　牛樟芝子實體及菌絲體之比較

	子實體	菌絲體
主要成分內容	三萜類、多醣體、超氧歧化酵素（SOD）、免疫蛋白、維生素類、微量元素。	多醣體、免疫蛋白、維生素類、微量元素。
形態	外觀形態多變，有板狀、鐘狀、馬蹄狀或塔狀模樣；初生時為鮮紅色，漸長變為白色、淡紅褐色、淡褐色或淡黃褐色。	不同培養條件會形成不同大小、外觀及形狀的菌絲團，顏色呈現淡黃色。
功效	降血脂、降血糖、抗發炎、美容、動脈硬化、抗癌、保肝、降低脂肪肝、抗B型肝炎、抗肝硬化。	調節免疫力為主，抗氧化、降血脂、降血糖、抗癌、保肝。
指標成分	樟菇酸A、B、C、K、功能性三萜類。	功能性多醣。
培養方式	野生、椴木、固體培養、創新培育	液態發酵、固體培養。

生長時間	較長（一般約1～5年不等）。	較短（液態發酵約7～14天）。
數量	產量較少	產量較大
市場價格	30萬～50萬／公斤（乾重）	2000～8000／公斤（乾重）

2. 多醣或三萜類——您吃的是澱粉多醣嗎？

「靈芝的好壞在於多醣體含量的多寡」，拜靈芝廣告之賜，這句話深植人心，多醣含量多寡就成為消費者選購靈芝產品的主要依據。腦筋動得快的牛樟芝業者，循著操作靈芝的模式，教育消費者判別牛樟芝好壞在於多醣體含量的多寡，將「多醣體含量」說得天花亂墜；但其實有些業者會使用含有多醣的基質原料來培育牛樟芝，往往會造成多醣體遭到高估的現象。

有些業者甚至直接添加其他的含多醣原料（如：香菇、靈芝、舞菇、巴西蘑菇）來提高多醣體的含量；更有惡劣的業者還使用澱粉冒充，因此不同廠牌或同一廠牌不同生產方式的產品，多無法以多醣體含量多寡來作為產品功效的保證。許多學術研究都顯示多醣的好處是無庸置疑，但重點是在你吃到的多醣是否為「有效活性多醣」。

牛樟芝神奇的功效，主要都是來自三萜類成分，先前已提到過，牛樟芝三萜類成分具有抑制癌細胞生長、保護肝臟、降血糖、降血脂等功能。而日本在20多年前，就已制定以靈芝子實體及菌絲體的三萜類做為鑑定「靈芝的真偽」的標準。

　　而牛樟芝特有三萜類成分——樟菇酸 A、B、C、K，就是牛樟芝的身分證。因此只要具有有效活性的多醣體或三萜類都是好的。

選購牛樟芝小撇步

　　近年來牛樟芝的保健食品如雨後春筍般應運而生，然而在琳瑯滿目的牛樟芝產品中，如何不在「人云亦云」方式下選購產品，以下幾項小撇步提供給讀者參考：

一、檢視產品標示：

1. 是否具有科學實驗的驗證（具有效性、有效成分）

　　購買牛樟芝產品時必須確認產品是否具有明確的功效性成分（如：三萜類、多醣等）與科學化的保健功效評估試驗（護肝（化學性）、免疫調節作用、延緩衰老功能、調節血糖、抗疲勞功能等），並按照自身需要選購具有完整功能性研究報告的產品，不可聽信誇大或虛假宣傳的產品。

2. 是否具有衛生安全實驗的驗證（總生菌數、重金屬、毒理試驗）

　　一般消費者往往只專注牛樟芝保健食品的功能性，卻忽略產品的衛

生安全性問題。為確認牛樟芝產品安全、衛生及營養成分，在選購時要注意，是否經過具備公信力的專業性及科學性檢驗單位，驗證產品的安全性（毒理試驗）、衛生安全（總生菌數、重金屬）。

3. 具有完整產品的外包裝、說明書等標識內容

選購時要注意，產品的外包裝、說明書等標識內容是否符合規定要求，產品的中文標示是否完整列舉：品名、成分、製造日期、有效日期、製造廠商或代理商的名稱、地址及聯絡電話、用法用量、建議使用對象、禁忌或注意事項，甚至是相關的科學文獻及分析檢驗數據、消費者服務專線或產品諮詢專線等資料。

4. 廠商是否正派經營

購買牛樟芝最好選擇大品牌或具有 GMP 藥廠製造的保健食品，並選擇有信譽的商家，如全國性連鎖藥局、全國性連鎖超市、全民健保特約藥局、經行政院公平交易委員或中華民國直銷協會認可的公司購買，才能買到安心、合法的產品。如果是未經許可而宣稱衛生署認定之保健功效者、經判定不符健康食品良好作業規範者、衛生安全不符規定者、標示或廣告虛偽不實、誇張、甚或涉及醫療效能者，皆可要求退貨及退還其價金，不可輕忽自己的權益。

5. 產品價格過於便宜

　　牛樟芝的價格從幾百塊到幾十萬都有，價位的判斷與牛樟芝的培育方式有很密切的關係。提供目前市面上牛樟芝的行情價給讀者參考：牛樟芝子實體一公斤乾重約 30 萬元新台幣，固體栽培子實體一公斤乾重約 4 ～ 6 萬元新台幣，液態發酵菌絲體一公斤乾重約 2000 ～ 8000 元新台幣。

　　但不同方式培育的牛樟芝，所產生的有效成分不盡相同，功效也不一致，因此切勿貪圖價廉、大降價或到傳統市場、街頭攤販、夜市，甚至旅遊時就在遊覽車上購買，若買到假冒或摻假產品，錢財損失事小，危害身體健康可就得不償失了。

6. 標示的是子實體還是菌絲體（樟菇酸 A、B、C、K 成分）

　　雖然牛樟芝的子實體與菌絲體都有不錯的功效，但其主要價值還是在於三萜類的量與質，三萜類且多存在子實體中，菌絲體中的三萜類量與質皆遠不如子實體，但兩者價差可以高達數十倍，因此在購買牛樟芝產品時，可以利用張東柱博士發現的「三萜類成分──樟菇酸 A、B、C、K」，來判別產品是否為子實體，以確保產品有完整實在的保健功效。

牛樟芝食用安全建議

　　保健食品與藥品僅一線之隔，藥品與毒物也僅一線之隔，一般保健食品往往只強調其功能性療效，並未對消費者食的安全加以保障。目前政府推行的「健康食品法」，已訂定出健康食品安全性的評估標準，針對長期食用及製造加工的安全性作考量，分為下表中的四類：

	第一類	第二類	第三類	第四類
分類原則	（一）產品之原料為傳統食用且以通常加工食品形式供食者。 （二）產品具有完整之毒理學安全性學術文獻報告及曾供食用之紀錄，且其原料、組成成分及製造過程與所提具之學術文獻報告完全相符者。	產品之原料為傳統食用而非以通常加工食品形式供食者。	產品之原料非屬傳統食用者。	產品之原料非屬傳統食用且含有致癌物之類似物者。
評估項目	屬上述兩種情形之一者，得免再進行毒性測試。	基因毒性試驗。 28天餵食毒性試驗。	基因毒性試驗。 90天餵食毒性試驗。 致畸試驗。	基因毒性試驗。 90天餵食毒性試驗。 致畸試驗。 致癌性試驗。 繁殖試驗。

圖 4-3　行政院衛生署的健康食品安全回覆公文

行政院衛生署　函

機關地址：100台北市中正區愛國東路100號
傳　　真：(02)23929723
聯絡人及電話：周士會(02)23210151轉367
電子郵件信箱：fschou@doh.gov.tw

115
臺北市南港園區街3號17樓

受文者：科捷生物科技股份有限公司

發文日期：中華民國96年8月24日
發文字號：衛署食字第0960406295號
速別：普通件
密等及解密條件或保密期限：
附件：

主旨：有關　貴公司函詢牛樟菇製品之健康食品安全性評估分類案，
　　　復如說明，請　查照。

說明：

一、復　貴公司96年月8月8日未列字號函。

二、經核牛樟菇之品種學名、加工部位，如符於本署公佈「可供食
　　品使用原料彙整一覽表」中之相關規定者，其安全性評估分類
　　，依相關審查經驗，暫應以第二類(子實體部分)或第三類(菌
　　絲體部分)提出申請。

三、前述安全性評估分類是否適當，於正式申請後，仍應由本署健
　　康食品審議委員會審查決定，併此敘明。

正本：科捷生物科技股份有限公司
副本：

署長 侯勝茂

本案依分層負責規定授權處室主管執行

牛樟芝的使用

● 牛樟芝使用禁忌：

在使用牛樟芝時，有一些情況應避免服用或需要注意，茲說明如下：

1. 避免同時服用牛樟芝與各類中西藥

一般藥物在開發階段都會進行藥物動力論，及是否會與其他藥物產生拮抗試驗；雖然從未發生牛樟芝和藥物產生拮抗作用的案例，但牛樟芝仍屬輔助性的保健食品，尚未進行至藥物開發階段，建議服用各類中西藥物時，與服用牛樟芝的間隔至少 2 ～ 3 小時以上。

2. 三歲以下幼兒不宜食用，懷孕、授乳期婦女皆暫停食用牛樟芝

牛樟芝具有良好提升免疫的效果，但 3 歲以下的幼兒免疫系統尚未成熟，為避免其免疫系統反應過度，所以不宜食用牛樟芝。

懷孕、授乳期婦女因為食用牛樟芝後，常會有暝眩反應出現，因此建議暫停食用牛樟芝膠囊，或是在服用前請教相關醫護人員。

3. 不可擅自停止原有治療

以干擾素治療肝炎者或是正在化療的癌症患者，都不可在療程尚未

完成前，就擅自停藥，以免病情復發。近期許多研究發現，牛樟芝對於輔助抑制癌細胞轉移與復發，或輔助肝炎治療都有不錯的效果，也有緩解化療藥品對身體所產生的不適感，因此可將牛樟芝當作輔助治療的保健食品。

● 牛樟芝的食用方式

1. **多食無益**，服用量依各產品類別而有所不同。

2. 建議睡前服用，效果更佳。

3. 食用牛樟芝膠囊僅可搭配白開水，禁止配其他飲料，如茶、咖啡、酒、果汁、汽水、牛奶、可樂、碳酸飲料、乳酸飲料……等等。

4. 消化系統較差者，建議飯後再食用牛樟芝膠囊。

5. 食用牛樟芝期間，多喝開水以促進體內循環與排尿；多做適量的運動促進新陳代謝與增加排汗。

6. 食用牛樟芝期間，飲食盡量清淡，避免高油脂、高熱量、油炸、醃製食物。

7. 食用牛樟芝期間，多攝取高纖蔬果，以促進腸胃蠕動，有利於將體內毒素排出。

● 牛樟芝飲食療法

牛樟芝除了可以使用膠囊保健食品，也可以使用牛樟芝加上其他食

材，也具有保健養生功效。下列三種食譜是由營養師所設計。

1. 牛樟芝養生甜品

材料：樟芝（1 錢[註]）、黃耆（4 錢）、紅棗（3 錢）、枸杞（3 錢）、
白木耳（乾 1 朵）

調味料：冰糖或蜂蜜（適量）

作法：

1. 先將白木耳洗淨，加冷水泡軟後蒸熟

2. 用果汁機將蒸熟之白木耳打碎備用

3. 將材料用 1 公升水煮半小時後濾渣

4. 再加入適量冰糖（蜂蜜）

5. 將白木耳倒入拌勻即可

食用方式：熱飲或冷飲均可

適用症狀：手腳冰冷、保護視力、貧血、養顏美容

療效：這道菜中的枸杞含有枸杞紅素、枸杞多糖、玉米黃質、葉黃
素，有保護視力的作用，牛樟芝及黃耆的多醣類具有調整體
質作用，能讓皮膚顯出好氣色，看起來更加年輕。

註：一錢等於 3.75 公克

2. 牛樟芝養肝茶

材料：**牛樟芝**（1 錢）、白朮（2 錢）、茯苓（2 錢）、白芍（1 錢）、甘
草（1 錢）、扁豆（1 錢）、黃耆（1 錢）、紅棗（3 粒）、老薑

作法：

1. 將材料放入鍋中，加入四碗水（水須蓋過藥材）

2. 以小火熬煮至一碗水即可

3. 濾渣取湯汁

食用方式：早晚各一帖，溫熱飲用

適用症狀：消除疲勞、口苦乾燥、保護肝臟

療效：茯苓中的 β- 茯苓聚糖具有健胃整腸、鎮靜，而白芍的抗疲
勞，再加上牛樟芝的降低肝臟發炎作用，這杯養生茶可去除
體內餘熱，鎮定神經，讓體內的氣血流通，保持情緒平靜不
煩燥，也不再口苦乾燥。

3. 牛樟芝養生雞

材料：**牛樟芝**（3 錢）、人蔘鬚（5 錢）四物（一包）、酒（2 杯）、
當歸（3 錢），白芍（3 錢），熟地（5 錢），川芎（1.5 錢）、
紅棗（10 粒）、薑（3 片）、老母雞（1 隻）、枸杞子（少量）、
新鮮土雞一隻（約 2 公斤重）

調味料：低鈉鹽（依個人口味添加）、味酥

作法：

1. 將老母雞放入鍋中，加水以覆蓋過老母雞為主，蓋上鍋蓋，以小火慢熬約 30 小時，熬成雞高湯後，冷卻後，放入冰箱靜置 2 小時，去除上層油脂後，即為老母雞高湯。

2. 將老母雞高湯加入中藥材，慢火熬煮約 1.5 小時。

3. 中藥材熬好後，將汆燙好的土雞放入鍋中，再以小火燜燉煮約 2 小時。

4. 最後以少許味醂、鹽調味即可。

食用方式： 四物湯不分男女。若是碰上貧血或是血瘀、容易疲勞或氣血不足的問題，男性一樣可以使用。

適用症狀： 促進氣血循環、補血養神、益胃補心、助大病恢復元氣、止渴潤肺

療效： 傳統的四物具有調整氣血功能，而牛樟芝中所含的三萜類更有調整體質作用，雞肉中的蛋白質補充體力，紅棗中豐富的有機酸、維生素 A、維生素 B2、維生素 C，這道菜讓你補氣也補肝。

● 服用牛樟芝後會有什麼感覺呢？

一般服用牛樟芝後可能會有的反應包括：

1. 身體不適症狀逐漸消失。

2. 精神狀態變得更好，較不易覺得疲倦。

3. 睡眠品質獲得改善，即使睡眠時間不長，清醒後依然感覺神清氣爽，無疲憊之態。

4. 有輕微的飢餓感，故食慾會略為增加。

5. 排泄功能改善，紓解便秘問題。

6. 瞑眩反應：即症狀表面化反應，是身體趨於好轉的訊息反應。食用牛樟芝過程中，少部分的人會出現短暫體質改變的情形，一般俗稱「瞑眩反應」。

瞑眩反應是在漢藥醫療或食物療法中所呈現出一種暫時性的現象。中醫理論釋意，這是一種體質改變或排除體內代謝毒素廢物之好轉反應，並不是副作用；就好像在生銹的鐵管內倒入除銹劑一樣，雖然一時會流出很多鐵銹且污濁，但之後將變得非常乾淨。所以有些人在瞑眩反應消失後，身體變得輕快、有勁、疾病痊癒；臨床上也證實，經過瞑眩反應期者，疾病治癒率較高。中醫甚至有「不起瞑眩，症狀不癒」的說法。

常見服用牛樟芝後的瞑眩反應有三種型態：

（1）嗜睡。

（2）更不適：原有的不適症狀現象加重，身體會更加不舒服。

（3）排毒現象：如拉出又臭又黑的大便、皮膚長出痘痘、尿液異常排出（顏色味道有異）。

〈後記〉
為環保盡一份力與研究人員甘苦談

珍貴的森林紅寶石

「牛樟芝」是上帝給台灣的禮物，牛樟芝中的活性成分：樟菇酸A、B、C、K及三萜類，已在多項研究資料中，被發現到有助於肝病及癌症的治療。牛樟芝只生長在台灣特有的牛樟樹上，為避免牛樟樹遭到人為嚴重亂砍的破壞，政府已列為瀕臨絕種、國寶級的保育樹種，因此被醫界奉為珍貴食品的牛樟芝數量屈指可數。

書中提及的專業研發團隊CAC101（鍾淑君、鄭人瑋等人）堅持採用原生種的菌種來培育牛樟芝，以人工培育出牛樟芝的活性成分；也堅持保育不砍伐牛樟樹。由於這樣的堅持，研究的過程格外的辛苦，因為擔心牛樟芝的生長環境不穩定，所以午餐時間不會有人去用餐，下班時間也沒有人會離開實驗室，大家都專心注意儀器上的圖譜，都執著牛樟芝必須要培育成功。

目前CAC101研發團隊成功導入各項電子業常用的製程，與品質最適化條件設計，應用於CAC101培育開發上，成功的研發出不同於業界的「三可一不會」創新培育技術。牛樟芝的培育從菌株接種到收成，全

程都在標準化條件中進行量產，確保每批次培育出的 CAC101，都具有穩定的野生子實體特有成分「樟菇酸 A、B、C、K」，與牛樟芝有效的三萜類及多醣體。

　　CAC101 研發團隊也順利且完整的將農委會的「牛樟芝子實體及菌絲體之鑑定技術」技轉過來；作為 CAC101 在品質管理上的重要檢測依據。此外每批次的 CAC101 可以經活性試驗，驗證其活性品質穩定，更難能可貴的是，CAC101 培育過程中，完全不需砍伐原生牛樟樹。

　　牛樟芝的效果被證實，牛樟芝的活性成功的被培育，這實在是一個美麗的禮物。

　　藉由這本牛樟芝書籍，希望在我們為生活、為工作、為家庭打拼忙碌的時候，也要有保健的觀念，不要以為死亡或疾病不會輕易的發生在自己周遭，總是為自己不良的生活作息找藉口，為自己圓謊，這種被動的健康，無法獲得真正的幸福，藉著這本書希望讀者們在忙碌之餘，多關心自己的健康，進而才能去關心與照顧身邊的人。

〈附錄〉
學術研究成果

一、牛樟芝歷年研究文獻

年代	2009	2008	2007	2006	2005
依功效分類篇數	保肝x1 抗氧化x2	抗癌x4 保肝x1 抗發炎x2 免疫調節x2 美容x2 心血管疾病x1	抗癌x8 （肝癌5篇） 保肝x5 免疫調節x2 美容x1 糖尿病x1 抗氧化x1	抗癌x9 （肝癌4篇） 抗發炎x2 免疫調節x3 心血管疾病x1	抗癌x8 （肝癌4篇） 保肝x4 抗氧化x3 抗發炎x2 免疫調節x2 心血管疾病x1
總篇數	3	12	18	15	20

二、牛樟芝歷年研究文獻

功能	作者	中英文論文名稱	來源
心血管疾病	葉怡真	樟芝對血管內皮細胞之影響及保心血管疾病之機制探討	中國醫藥學院/營養研究所
	鍾幸君	樟芝對平滑肌細胞的遷移及老鼠頸動脈新生內膜形成的抑制作用	南台科技大學/生物科技系
	劉翠玲	樟芝對倉鼠體內脂質代謝與抗氧化狀態之影響	輔仁大學/食品營養學系
	顏世榮	樟芝降三酸甘油脂之功能研究	臺北醫學大學/醫學檢驗生物技術學研究所
	陳政憲	樟芝清除香菸萃取液之自由基及抑制平滑肌細胞氧化傷害	朝陽科技大學/應用化學系
抗癌	陳佳鈺	固態栽培樟芝防治癌症之重要機轉-癌症逆轉	臺北醫學大學/生物醫學材料研究所
	劉景仁	探討誘發劑及兩階段培養對樟芝深層發酵三萜類及抗癌作用之影響	臺灣大學/食品科技研究所
	范真綺	樟芝固態栽培與液態發酵菌絲體之成分及其生物活性之研究	南台科技大學/化學工程系
	劉俊仁	中草藥抗癌機制研究:(壹):黃芩素及黃芩苷對血管新生作用之影響及其機制探討;(貳):樟芝活性多醣體之生物活性分析及其經由免疫調節抑制腫瘤生長之研究	國立臺灣大學/生物化學暨分子生物學研究所

抗癌	呂美津	牛樟芝子實體乙醇萃取物誘導Hl60細胞凋亡之研究	屏東科技大學/熱帶農業暨國際合作研究所
	林豔琪	樟芝固態培植體之成分分析及功能性評估	南台科技大學/生物科技系
	尤崧宇	1.探討三氧化二砷在乳癌細胞MCF-7所引發的細胞凋亡 2.樟芝在thapsigargin對Huh-7細胞所引發內質網壓力之作用	國立成功大學/醫學檢驗生物技術學系
	賴鈺菁	樟芝發酵液之抗發炎及其誘導癌細胞凋亡機制之探討	中國醫藥大學/營養研究所
	陳思瑋	不同培養時間生產之樟芝發酵液對癌細胞生長之影響	國立臺灣大學/食品科技研究所
	賴俊元	牛樟芝菌絲體發酵濃縮液及牛樟衍生物之抗腫瘤作用探討	長庚大學/生化與生醫工程研究所
	呂美津	臺灣特有牛樟芝及番荔枝科乙醯生合成物-squamocin之抗癌相關機轉	高雄醫學大學/天然藥物研究所
	陳先進	探討牛樟芝萃取之麥角烷結構三萜類對神經膠原瘤細胞生長抑制之作用機轉	國立陽明大學/解剖暨細胞生物學研究所
	周郁傑	樟芝多醣體藉由免疫調節抑制血管新生作用及機制之研究	中興大學/食品暨應用生物科技學系
	張紹欣	天然食材的樟芝發酵產物對抑制腫瘤細胞之評估	南台科技大學/化學工程系

抗癌	盧祉彤	牛樟芝菌絲體對腫瘤細胞的影響	南台科技大學/生物科技系
	張中姿	樟芝菌絲體之甲醇萃取部分對人類肝癌細胞株（HepG2）生長抑制作用的機轉探討	國立臺灣大學/生物化學暨分子生物學研究所
	林雅慧	以固體中藥渣培養樟芝及蟲草作為治療人類肝癌及肺癌的動物模式之研究	南台科技大學/生物科技系
	薛翔瑋	樟芝菌絲體活化巨噬細胞誘發人類肝癌細胞凋亡之分子機制探討	南台科技大學/生物科技系
	黃梓甯	牛樟芝輔助肝癌化學治療與改善抗藥性表現之藥理活性暨分子機制探討	南台科技大學/生物科技系
	洪美戀	不同樟芝菌種發酵液在肝癌細胞之毒殺性比較	國立臺灣海洋大學/食品科學系
	陳智瑋	樟芝體態發酵物中抑制腫瘤細胞生長成分之分離	南台科技大學/生物科技系
	郭育君	樟芝子實體乙酸乙酯層及玫瑰樹鹼對肝癌細胞株HepG2和PLC/PRF/5之活性與其作用機轉之探討	高雄醫學大學/天然藥物研究所
	陳盈宜	複方中草藥調節免疫及樟芝子實體抑制腫瘤之研究	臺灣大學/園藝學研究所
	黃子寧	樟芝發酵液揮發性成分變化與其抑制肝癌活性之關係	臺灣大學/食品科技研究所
	朱建儒	探討通氣量對於樟芝醱酵生產生物鹼之影響	國立中央大學/化學工程與材料工程研究所

抗癌	楊喬筑	以細胞培養模式評估固態培養牛樟芝菌絲體萃取物之抗肝癌生物活性及其機制	國立臺灣海洋大學/食品科學系
	李雨薇	牛樟芝菌絲體醱酵液對血管新生抑制作用及其機制之探討	長庚大學/生化與生醫工程研究所
	游慧娟	深層發酵樟芝菌絲體乙醇萃取物對人類肺癌及肝癌細胞生長之影響與其作用機轉之探討	臺灣大學/食品科技研究所
	江仟琦	利用氣舉式發酵槽生產具有抑制肝癌及子宮頸癌細胞生長之樟芝發酵液	臺灣大學/食品科技研究所
	蔡育真	固態發酵樟芝對小鼠免疫調節及抗腫瘤	南台科技大學/生物科技系
	王澤彥	樟芝酒製備及功能性評估	南台科技大學/生物科技系
	陳伯珠	1. 高通量篩選出牛樟芝菌絲體抗肝癌先導藥物化合物二.以p53、bax、bcl-2 之m-RNA層次進行抗肝癌先導藥物化合物對人類肝癌細胞株HepG2凋亡途徑之探討	國立中正大學/化學研究所
	謝宗志	人工栽培牛樟芝子實體及其對肝癌細胞株（HepG2）之影響	國立東華大學/生物技術研究所
	林苡芬	不同發酵碳源之牛樟芝菌絲體發酵過濾液對人類肝癌細胞株之影響	臺灣大學/食品科技研究所
	宋祖瑩	樟芝深層培養液抗氧化及抗腫瘤特性之研究	國立中興大學/食品科學系

	徐瑋憶	以蛋白質體及流式細胞儀探討紅麴米誘導Caco-2細胞及樟芝萃取液誘導HepG2細胞之凋亡	實踐大學/食品營養與保健生技研究所
	范薰方	薄孔菌屬之類緣分析及其藥理活性分析	臺灣大學/植物病理與微生物學研究所
	蔡佩娟	樟芝抗乳癌功效評估及其機制之探討	中國醫藥大學/醫學研究所碩士班
	黃依婷	樟芝抑制人類乳癌細胞轉移作用及機制探討	中國醫藥大學/營養學系碩士班
	張正昇	複合奈米顆粒之製備與其細胞毒性及其在包覆樟芝萃取物上之應用	國立臺灣海洋大學/食品科學系
抗癌	林曉薇	PART 1：Antrodia Camphorate純化物抑制人類直腸腫瘤細胞（COLO 205）生長及細胞週期G0/G1調控 PART 2：探討LOX（Lysyl Oxidase）在乳癌細胞中所扮演之角色	臺北醫學大學/醫學科學研究所
	洪瑋妘	利用Antrodia cinnamomea誘導A549細胞凋亡之研究	南台科技大學/生物科技系
	潘致良	利用蛋白質體探討樟芝萃取物處理在人類肺癌細胞株（A549）	南台科技大學/生物科技系
	王瑋婷	利用分子基因造影技術研究樟芝防治癌症之 臨床前療效評估及其重要機轉與特色一癌症逆轉	臺北醫學大學/生物醫學材料研究所

抗癌	張怡婷	樟芝抗腫瘤活性之研究	國立成功大學/藥理學研究所
	彭瓊琦	利用細胞株探討樟芝對人類膀胱癌之療效與其作用機轉	臺北醫學大學/醫學研究所
	唐若庭	牛樟芝萃取物輔助抗乳癌用藥（Doxorubicin）之研究	南台科技大學/生物科技系
	陳冠州	樟芝，芭樂心葉對人類攝護腺癌細胞株之生長抑制與其機轉探討	臺北醫學大學/醫學研究所
保肝	李一宏	樟芝菌絲體之培養及其多醣體抗乙型肝炎病毒活性評估	中國醫藥學院/中國藥學研究所
	戴宗和	奈米黃金、奈米黃金與樟芝固態萃取液對大鼠化學性肝損傷功效之研究	南台科技大學/生物科技系
	盧曉鈴	中草藥對肝炎之研究探討	實踐大學/食品營養研究所
	陳泇君	靈芝、樟芝、椎茸、桑黃萃取物在調節免疫反應及抗B型肝炎病毒能力之研究 第一部分： BLAB/c小鼠口服後免疫功能調節之研究 第二部分： in vitro抗B型肝炎病毒能力之研究	實踐大學/食品營養研究所
	汪國麟	樟芝菌絲體對大鼠肝腎汞傷害之影響	弘光科技大學/營養醫學研究所
	曾承煒	樟芝固態發酵物抗四氯化碳誘發小鼠急慢性肝損傷之保肝活性及其品質評價	高雄醫學大學/天然藥物研究所

保肝	郭淑卿	樟芝發酵液對大鼠肝臟纖維化及胃腸功能之改善作用	中國醫藥學院/中國藥學研究所
	陳乙菘	深層培養生產具有維護肝臟功能之樟芝發酵產物	臺灣大學/食品科技研究所
	何宜倩	樟芝之保肝以及啤酒花與Haloferax Mediterranei酒精萃取物之抗肝癌細胞活性之研究	大同大學/生物工程學系（所）
	陳怡欣	牛樟芝發酵過濾液對大白鼠肝臟生理機能之影響	中國醫藥學院/營養研究所
	喬威敦	攝取樟芝多醣體對於長期中高強度訓練之運動員免疫系統與肝指數之研究	國立屏東教育大學/體育學系
	李貞宜	樟芝保肝作用之探討	南台科技大學/生物科技系
	歐貴仁	樟芝的保肝功效與保肝有效成分純化之研究	國立成功大學/藥理學研究所
	陳心慧	牛樟芝不同極性區分保肝機能性之研究	中山醫學大學/營養科學研究所
	李炫璋	牛樟芝菌絲體之體內保肝功能評估及其熱水萃物在體外對基質金屬蛋白水解酶活性之影響	國立中興大學/食品科學系
	李育純	牛樟芝保護大鼠肝臟避免酒精餵食引發傷害之研究	臺北醫學大學/醫學科學研究所
	戴宇昀	樟芝菌絲體與子實體對四氯化碳及酒精誘導之慢性及急性肝損傷之保肝功能評估	國立中興大學/食品科學系

	陳逸璉	樟芝多醣體對免疫細胞及Ova所誘發的氣喘動物模式其免疫調控之探討	臺北醫學大學/醫學科學研究所
	王喬嬋	樟芝菌絲與濾液多醣體之免疫調控與抗發炎作用	國立陽明大學/臨床醫學研究所
	陳盈方	樟芝免疫調節蛋白活化巨噬細胞分子機制之探討	臺灣大學/園藝學研究所
	鄭惠中	樟芝免疫調節蛋白Aca1異體表現之研究	臺灣大學/園藝學研究所
	張謙裕	樟芝菌絲體量產技術開發及相關功能性之探討	臺灣大學/微生物與生化學研究所
調節免疫	錢家樂	樟芝免疫調節蛋白基因選殖及表現之研究	臺灣大學/園藝學研究所
	黃婉婷	樟芝免疫調節蛋白Aca1對小鼠腹腔巨噬細胞的活化作用	臺灣大學/歷史學研究所
	曹巧吟	樟芝中免疫調節蛋白的純化與其生理活性之探討	國立臺灣大學/園藝學研究所
	徐聿	靈芝、樟芝、裂褶菌多醣體對大白鼠自然殺手細胞與細胞素的影響	臺灣大學/漁業科學研究所
	曾暐婷	牛樟芝Antrodia camphorata NPU-44菌絲體固體發酵多醣體結構特徵與其免疫調節之效應	國立屏東科技大學/食品科學系所
	謝志享	以初代免疫細胞培養評估不同食材之免疫調節傾向並探討桑椹多醣對卵白蛋白致敏小鼠之免疫調節功能	中興大學/食品暨應用生物科技學系

糖尿病	嚴貴榮	樟芝對Stz誘發高血糖鼠血糖調節與抗氧化之影響	輔仁大學/食品營養學系
	易宗瑛	牛樟芝深層發酵菌絲體對第一型糖尿病大白鼠耐糖能力及醣類代謝的影響	國立屏東科技大學/食品科學系所

資料來源：全國碩博士論文網（2010）

國家圖書館出版品預行編目資料

牛樟芝的神奇療效:保肝抗癌的台灣森林奇蹟 / 張東柱,
-- 二版. 台北市:商周出版:英屬蓋曼群島商家庭
傳媒股份有限公司城邦分公司發行, 2021.05
面；　　公分. -- (商周養生館；18X)

ISBN 978-986-0734-14-0 (平裝)

1.靈芝

411.34　　　　　　　　　　　　110006172

商周養生館　18

牛樟芝的神奇療效──保肝抗癌的台灣森林奇蹟（改版）

作　　　者／張東柱、CAC101研發團隊
企畫選書人／黃靖卉
責任編輯／彭子宸

版　　　權／黃淑敏、吳亭儀、邱珮芸
行銷業務／周佑潔、黃崇華、張媖茜
總　編　輯／黃靖卉
總　經　理／彭之琬
事業群總經理／黃淑貞
發　行　人／何飛鵬
法律顧問／元禾法律事務所王子文律師
出　　　版／商周出版
　　　　　　台北市104民生東路二段141號9樓
　　　　　　電話：(02) 25007008　傳眞：(02)25007759
　　　　　　blog:http://bwp25007008.pixnet.net/blog
　　　　　　E-mail：bwp.service@cite.com.tw
發　　　行／英屬蓋曼群島商家庭傳媒股份有限公司 城邦分公司
　　　　　　台北市中山區民生東路二段141號2樓
　　　　　　書虫客服服務專線：02-25007718；25007719
　　　　　　服務時間：週一至週五上午09:30-12:00；下午13:30-17:00
　　　　　　24小時傳眞專線：02-25001990；25001991
　　　　　　劃撥帳號：19863813；戶名：書虫股份有限公司
　　　　　　讀者服務信箱：service@readingclub.com.tw
　　　　　　城邦讀書花園：www.cite.com.tw
香港發行所／城邦（香港）出版集團有限公司
　　　　　　香港灣仔駱克道193號東超商業中心1樓_ E-mail:hkcite@biznetvigator.com
　　　　　　電話：(852) 25086231　傳眞：(852) 25789337
馬新發行所／城邦（馬新）出版集團【Cite (M) Sdn. Bhd. (458372U)】
　　　　　　11, Jalan 30D/146, Desa Tasik, Sungai Besi,
　　　　　　57000 Kuala Lumpur, Malaysia
　　　　　　電話：（603）90563833　傳眞：（603）90562833

封面設計／張燕儀
版型設計／洪菁穗
排　　　版／極翔企業有限公司
印　　　刷／前進彩藝有限公司
經　銷　商／聯合發行股份有限公司
　　　　　　地址：新北市231新店區寶橋路235巷6弄6號2樓
　　　　　　電話：(02) 2917-8022　傳眞：(02) 2911-0053

■2010年8月5日初版　　　　　　　　　　Printed in Taiwan
■2021年5月4日二版一刷
定價260元

城邦讀書花園
www.cite.com.tw

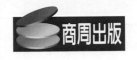

104　台北市民生東路二段141號2樓

英屬蓋曼群島商家庭傳媒股份有限公司城邦分公司　收

- -

請沿虛線對摺，謝謝！

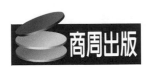

書號：BUD018X　　書名：牛樟芝的神奇療效（改版）編碼：

 商周出版

讀 者 回 函 卡

謝謝您購買我們出版的書籍！請費心填寫此回函卡，我們將不定期寄上城邦集團最新的出版訊息。

姓名：_____

性別：□男　　□女

生日：西元 _____ 年 _____ 月 _____ 日

地址：_____

聯絡電話：_____　傳真：_____

E-mail： _____

職業：□1.學生 □2.軍公教 □3.服務 □4.金融 □5.製造 □6.資訊

　　　□7.傳播 □8.自由業 □9.農漁牧 □10.家管 □11.退休

　　　□12.其他 _____

您從何種方式得知本書消息？

　　　□1.書店□2.網路□3.報紙□4.雜誌□5.廣播 □6.電視 □7.親友推薦

　　　□8.其他 _____

您通常以何種方式購書？

　　　□1.書店□2.網路□3.傳真訂購□4.郵局劃撥 □5.其他 _____

您喜歡閱讀哪些類別的書籍？

　　　□1.財經商業□2.自然科學 □3.歷史□4.法律□5.文學□6.休閒旅遊

　　□7.小說□8.人物傳記□9.生活、勵志□10.其他 _____

對我們的建議：

_____

_____

_____

_____

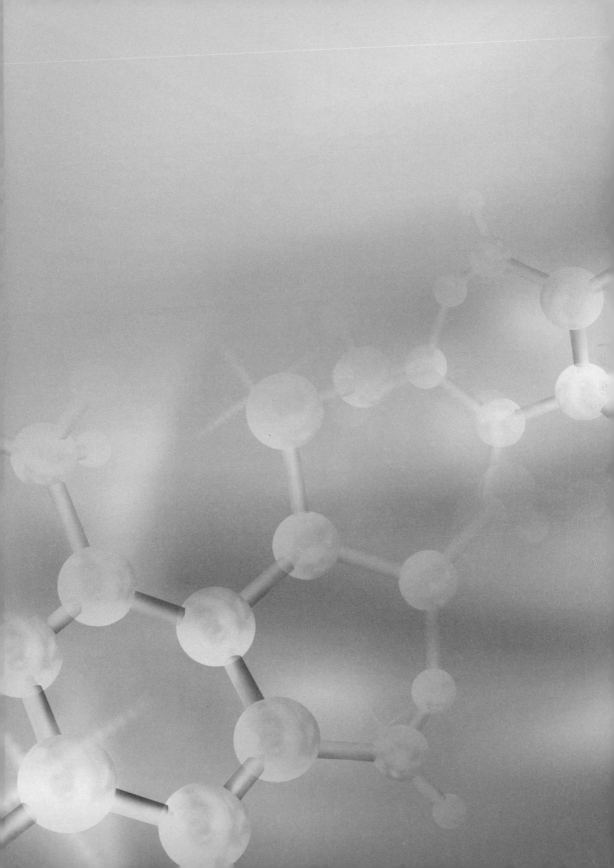

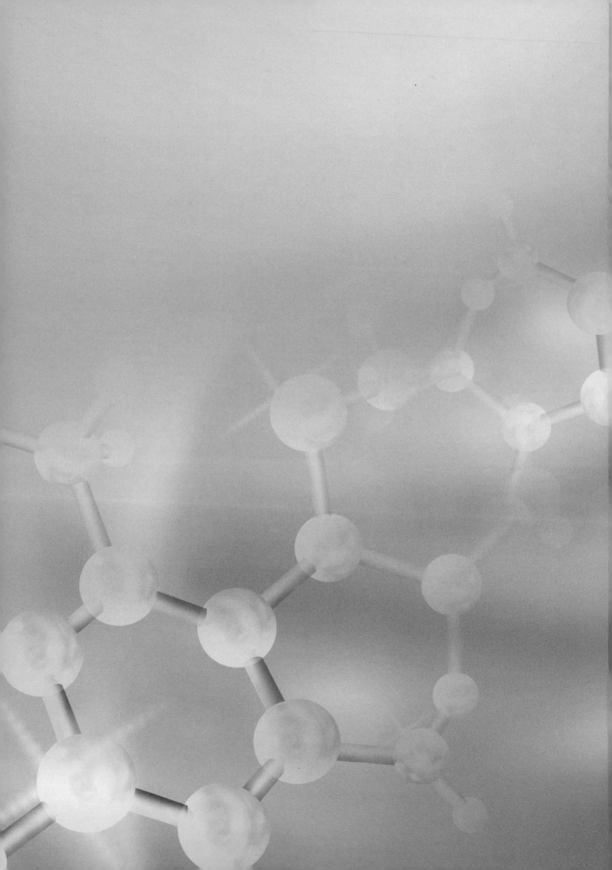